# 乳歯列期における外傷歯の診断と治療 第2版

監修
木村　光孝
（九州歯科大学 名誉教授）

編集
髙木　裕三
（東京医科歯科大学 名誉教授）
前田　隆秀
（日本大学松戸歯学部小児歯科学講座 教授）
田村　康夫
（朝日大学歯学部口腔構造機能発育学講座小児歯科学分野 教授）
香西　克之
（広島大学大学院医歯薬保健学研究院小児歯科学研究室 教授）

クインテッセンス出版株式会社　2013

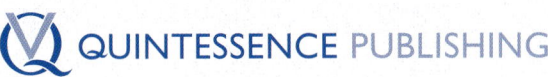

Berlin | Chicago | Tokyo
Barcelona | London | Milan | Mexico City | Moscow | Paris | Prague | Seoul | Warsaw
*Beijing | Istanbul | Sao Paulo | Zagreb*

**執筆者一覧**(五十音順)

朝田　芳信(鶴見大学歯学部小児歯科学講座 教授)
新崎　　章(琉球大学大学院医学研究科顎顔面口腔機能再建学講座 准教授)
有田　憲司(大阪歯科大学小児歯科学講座 教授)
飯沼　光生(朝日大学歯学部口腔構造機能発育学講座小児歯科学分野 准教授)
井上美津子(昭和大学歯学部小児成育歯科学講座 教授)
入江　正郎(岡山大学大学院医歯薬学総合研究科生体材料学分野 助教)
大須賀直人(松本歯科大学小児歯科学講座 教授)
岡　　暁子(福岡歯科大学成長発達歯学講座成育小児歯科学分野 講師)
尾崎　正雄(福岡歯科大学成長発達歯学講座成育小児歯科学分野 教授)
加我　正行(北海道大学病院 客員臨床教授)
木村　光孝(九州歯科大学 名誉教授)
久保　周平(東京歯科大学小児歯科学講座 非常勤講師)
香西　克之(広島大学大学院医歯薬保健学研究院小児歯科学研究室 教授)
後藤修一郎(九州歯科大学口腔再建リハビリテーション学分野)
古森　孝英(神戸大学大学院医学研究科外科系講座口腔外科学分野 教授)
近藤　亜子(朝日大学歯学部口腔構造機能発育学講座小児歯科学分野 講師)
齋藤　　亮(岩手医科大学歯学部口腔保健育成学講座小児歯科学分野 講師)
澤田久仁彦(日本大学歯学部歯科放射線学講座 助教)
砂川　　元(琉球大学 名誉教授)
園本　美恵(大阪歯科大学小児歯科学講座 助教)
髙木　裕三(東京医科歯科大学 名誉教授)
田中　昭男(大阪歯科大学口腔病理学講座 教授)
田中　光郎(岩手医科大学歯学部口腔保健育成学講座小児歯科学分野 教授)
谷口　邦久(福岡歯科大学生体構造学講座病態構造学分野 教授)
田村　康夫(朝日大学歯学部口腔構造機能発育学講座小児歯科学分野 教授)
中野　　崇(愛知学院大学歯学部小児歯科学講座 講師)
橋本　敏昭(福岡歯科大学成長発達歯学講座成育小児歯科学分野 臨床教授)
馬場　篤子(福岡歯科大学成長発達歯学講座成育小児歯科学分野 講師)
福田　　理(愛知学院大学歯学部小児歯科学講座 教授)
本田　和也(日本大学歯学部歯科放射線学講座 教授)
前田　隆秀(日本大学松戸歯学部小児歯科学講座 教授)
前田　初彦(愛知学院大学歯学部口腔病理学講座 教授)
宮新美智世(東京医科歯科大学歯学部附属病院小児歯科学外来 助教)
本川　　渉(福岡歯科大学 名誉教授)
森崎市治郎(大阪大学歯学部附属病院障害者歯科治療部 教授)
森本　泰宏(九州歯科大学歯科放射線学分野 教授)
山本　一世(大阪歯科大学歯科保存学講座 教授)
八若　保孝(北海道大学大学院歯学研究科口腔機能学講座小児・障害者歯科学教室 教授)
若松　紀子(朝日大学歯学部口腔構造機能発育学講座小児歯科学分野 助教)
渡部　　茂(明海大学歯学部形態機能成育学講座口腔小児科学分野 教授)
渡辺　幸嗣(明海大学歯学部形態機能成育学講座口腔小児科学分野 講師)

# 序文

　噛むことは脳に適度な刺激を与え，血液循環を良くすることで，脳細胞の活動を盛んにする．とくに神経系は末梢神経からの情報を脳神経へと伝達する機構でもあり，乳歯列期→混合歯列期→永久歯列期に至るすべての歯を保存することは，脳の発達や口腔機能の育成を考えるうえで臨床的意義は大きい．乳歯列期は咬合・咀嚼能力を身につける時期としても重要であり，健全な永久歯列へ導くためにも，乳歯列の正常な形態と機能の維持は欠かせない．一方では，この時期の子どもは動作や反射が十分発達していないため，転倒しても手で身体を保護できず，頭部や顔面を強打しやすいことも挙げられる．乳歯外傷を惹起した場合，1本の歯の欠損を安易に考えることなく，乳歯を保存するための診査・診断が重要となる．

　小児期は精神的，社会的にも発育過程にあるため，受傷直後の対応も困難であり，保護者への対応も重要となる．また，乳歯列期の外傷は後継永久歯に影響を与えるだけでなく，咬合育成にも障害をきたすケースが少なくない．小児期の患者が乳歯の外傷で来院した場合，患者およびその保護者への対応，外傷歯の診査，診断，治療方針の決定などに関して詳細を示したものはなく，日常小児歯科臨床においても戸惑うことが多い．緊急を要する場合は，専門医や医科との迅速な連携が求められ，歯科医師には適切な対応を行う責任がある．また，児童虐待やスポーツ外傷をはじめとした予防策，さらには歯学教育における行動目標など，今後も積極的に啓発すべき分野であると思われる．

　本書は，乳歯外傷にテーマをしぼった解説書として2005年に初版が刊行され，専門医，一般臨床医を問わず多くの読者に好評を博した．このたび第2版を企画するにあたり，基礎に立脚した臨床の立場を提示し，最新の知見を盛り込むことで，より内容の充実を図った．治療法については，日本外傷歯学会のガイドラインに準拠し，できるだけ多くの症例を供覧できるよう配慮した．著者間で治療法に若干の違いがみられるが，現状ではすべてを統一した見解にすることは難しく，よってそれぞれの著者の方針に従ったことをここにお断りしておく．

　最後に，編者ならびに執筆者各位に謝意を表するとともに，本書が乳歯外傷の実践書として幅広く読者に活用され，日常臨床に役立てば幸いである．

平成25年8月吉日

　　　　　　　　　　　　　　　　　　　　　　　　　　　　　　　　木村　光孝

# CONTENTS

## I 乳歯外傷とは

1. 乳歯外傷の疫学①(尾崎正雄) …………………………………………………… 06
2. 乳歯外傷の疫学②(新崎　章／砂川　元) …………………………………… 08

## II 受診時の対応

1. 乳歯外傷の診査・診断(木村光孝) ……………………………………………… 012
2. 乳歯外傷の緊急処置①(宮新美智世) …………………………………………… 016
3. 乳歯外傷の緊急処置②(飯沼光生／田村康夫) ………………………………… 020
4. 乳歯外傷のエックス線検査の重要性(澤田久仁彦／本田和也) ……………… 022
5. 画像検査の種類と方法(森本泰宏) ……………………………………………… 024
6. 乳歯外傷による脱落歯の保存液(山本一世) …………………………………… 028
7. 乳歯外傷における他科との連携(渡辺幸嗣／渡部　茂) ……………………… 030
8. 乳歯外傷の保護者への説明責任(井上美津子) ………………………………… 032
9. 小児の軟組織損傷時の対応(八若保孝) ………………………………………… 034

## III 治療法の実際

### <歯冠破折>
1. 乳歯の不完全破折(亀裂)(馬場篤子／本川　渉) ……………………………… 038
2. 乳歯の露髄を伴わない歯冠破折(近藤亜子／田村康夫) ……………………… 040
3. 乳歯の歯冠破折の接着材料と使用法(入江正郎) ……………………………… 042

### <歯根破折>
4. 乳歯の歯根破折(朝田芳信) ……………………………………………………… 046
5. 乳歯の歯冠・歯根破折(前田隆秀) ……………………………………………… 048

### <脱臼>
6. 乳歯における震盪(橋本敏昭／岡　暁子) ……………………………………… 052
7. 乳歯における亜脱臼(森崎市治郎) ……………………………………………… 054
8. 乳歯における側方脱臼(久保周平) ……………………………………………… 056
9. 乳歯における陥入(香西克之) …………………………………………………… 060
10. 乳歯における挺出(園本美惠／有田憲司) …………………………………… 062
11. 乳歯における完全脱臼(宮新美智世) ………………………………………… 064

＜歯の外傷に伴う歯槽骨骨折＞
12 歯槽骨骨折を伴った乳歯の完全脱臼歯の再植(後藤修一郎)・・・・・・・・・・・・・・・・・・・・068
13 乳歯外傷を伴う歯槽骨骨折(中野 崇／福田 理)・・・・・・・・・・・・・・・・・・・・・・・・・・・070
14 乳歯外傷を伴う顎骨骨折線上の処置(古森孝英)・・・・・・・・・・・・・・・・・・・・・・・・・・072

＜固定＞
15 乳歯外傷の固定法(若松紀子／田村康夫)・・・・・・・・・・・・・・・・・・・・・・・・・・・・・・・・074

＜軟組織＞
16 小児の軟組織損傷の処置(八若保孝)・・・・・・・・・・・・・・・・・・・・・・・・・・・・・・・・・・・・078

## IV 乳歯外傷の予後

1 乳歯外傷による変色(髙木裕三)・・・・・・・・・・・・・・・・・・・・・・・・・・・・・・・・・・・・・・・・084
2 外傷乳歯における歯根吸収(有田憲司／園本美惠)・・・・・・・・・・・・・・・・・・・・・・・・・086
3 乳歯外傷による歯肉退縮(加我正行)・・・・・・・・・・・・・・・・・・・・・・・・・・・・・・・・・・・・088
4 乳歯外傷の後継永久歯への影響①(宮新美智世)・・・・・・・・・・・・・・・・・・・・・・・・・・090
5 乳歯外傷の後継永久歯への影響②(谷口邦久)・・・・・・・・・・・・・・・・・・・・・・・・・・・・094
6 乳歯外傷後の歯髄腔の変化①(橋本敏昭／馬場篤子)・・・・・・・・・・・・・・・・・・・・・・098
7 乳歯外傷後の歯髄腔の変化②(田中昭男)・・・・・・・・・・・・・・・・・・・・・・・・・・・・・・・・100
8 乳歯外傷後の歯周組織の変化①(大須賀直人)・・・・・・・・・・・・・・・・・・・・・・・・・・・・102
9 乳歯外傷後の歯周組織の変化②(前田初彦)・・・・・・・・・・・・・・・・・・・・・・・・・・・・・・104

## V 乳歯外傷の予防

1 乳歯外傷の予防法(香西克之)・・・・・・・・・・・・・・・・・・・・・・・・・・・・・・・・・・・・・・・・・・106
2 マウスガードによる口腔への外傷予防(田村康夫)・・・・・・・・・・・・・・・・・・・・・・・・108
3 乳歯外傷の教育(齋藤 亮／田中光郎)・・・・・・・・・・・・・・・・・・・・・・・・・・・・・・・・・・110

## VI 乳歯外傷による神経線維の動態

1 脳の科学的研究の歴史(木村光孝)・・・・・・・・・・・・・・・・・・・・・・・・・・・・・・・・・・・・・・112
2 乳歯窩洞形成後の歯髄内神経線維の消長(木村光孝)・・・・・・・・・・・・・・・・・・・・・・114
3 乳歯歯冠部象牙質の露髄を伴う実質欠損(木村光孝)・・・・・・・・・・・・・・・・・・・・・・116

索 引・・・・・・・・・・・・・・・・・・・・・・・・・・・・・・・・・・・・・・・・・・・・・・・・・・・・・・・・・・・・・・・・・・・120

# I-1 乳歯外傷の疫学①

## 年次的推移からみた特徴

　小児期は心身ともに成長発育段階にあり，身体的・精神的・社会的にも未成熟のため予期せぬ状況下では成人と比較して，口腔・顔面の外傷を受ける機会が多いといわれている．小児歯科臨床においても，歯の外傷に遭遇する機会が少なくないが，対象患者の年齢が低いなど，対応のむずかしさや成人とは違った問題があり，その扱いは容易ではない[1]．すなわち，乳歯の外傷においては，後継永久歯の発育への影響を考慮する点で永久歯外傷とは異なる．永久歯胚には外傷の程度やパターン，受傷年齢などにより種々の影響が起こる．近年，小児の運動能力の低下からか，歯の外傷も増加傾向にあり[2,3]，また，乳歯の外傷は突発的に起こるため，日頃から診断と処置法に関するシミュレーションをしておくことが大切である．

　そこで筆者は，平成15年4月1日から平成25年3月31日までの10年間，福岡歯科大学医科歯科総合病院小児歯科外来に受診した歯の外傷者（男子734名，女子408名，計1142名）を対象に調査を行った．

**（1）外傷者の年次的推移と男女差**

　平成15年から平成24年までの10年間の外傷をみると，乳歯，永久歯の歯の外傷は増加傾向にあり，10年間でほぼ3倍になっている（図①）．性別でみると，男女比は約1：2といわれており[1]，本調査でも同様な結果であった（図②）．

**（2）好発年齢**

　平成8年に行われた全国調査[1]では，乳歯外傷の年齢は1～3歳までがとくに多く，3歳までに約65％が集中している．しかし，本学における平成15年度と平成24年度の調査結果を比較すると，平成15年では従来と同様な結果であったが，平成24年のデータでは4～6歳に外傷者のピークがみられ，年齢層に変化が起こっていた（図③）．文部科学省によると，子どもの体力・運動能力は昭和60年頃をピークに低下し，平成13年以降は横ばい状態である．原因の一つが外遊びの減少など運動時間の不足だと述べているが，小児における外傷歯の推移と関係があるのかもしれない．

**（3）好発部位**

　乳歯の外傷は上顎乳中切歯部がもっとも多く，全体の約70％を占めている．続いて上顎乳側切歯の13％，下顎乳中切歯が12％であった（図④）．

**（4）受傷様式**

　乳歯外傷の特徴としては，脱臼や転位を起こすものが多い[1]．本学の平成21年から24年の本調査結果でも，脱臼が41％ともっとも多く，次に震盪の33％が続いており，歯冠破折や歯根破折は少なかった（図⑤）．

I 乳歯外傷とは

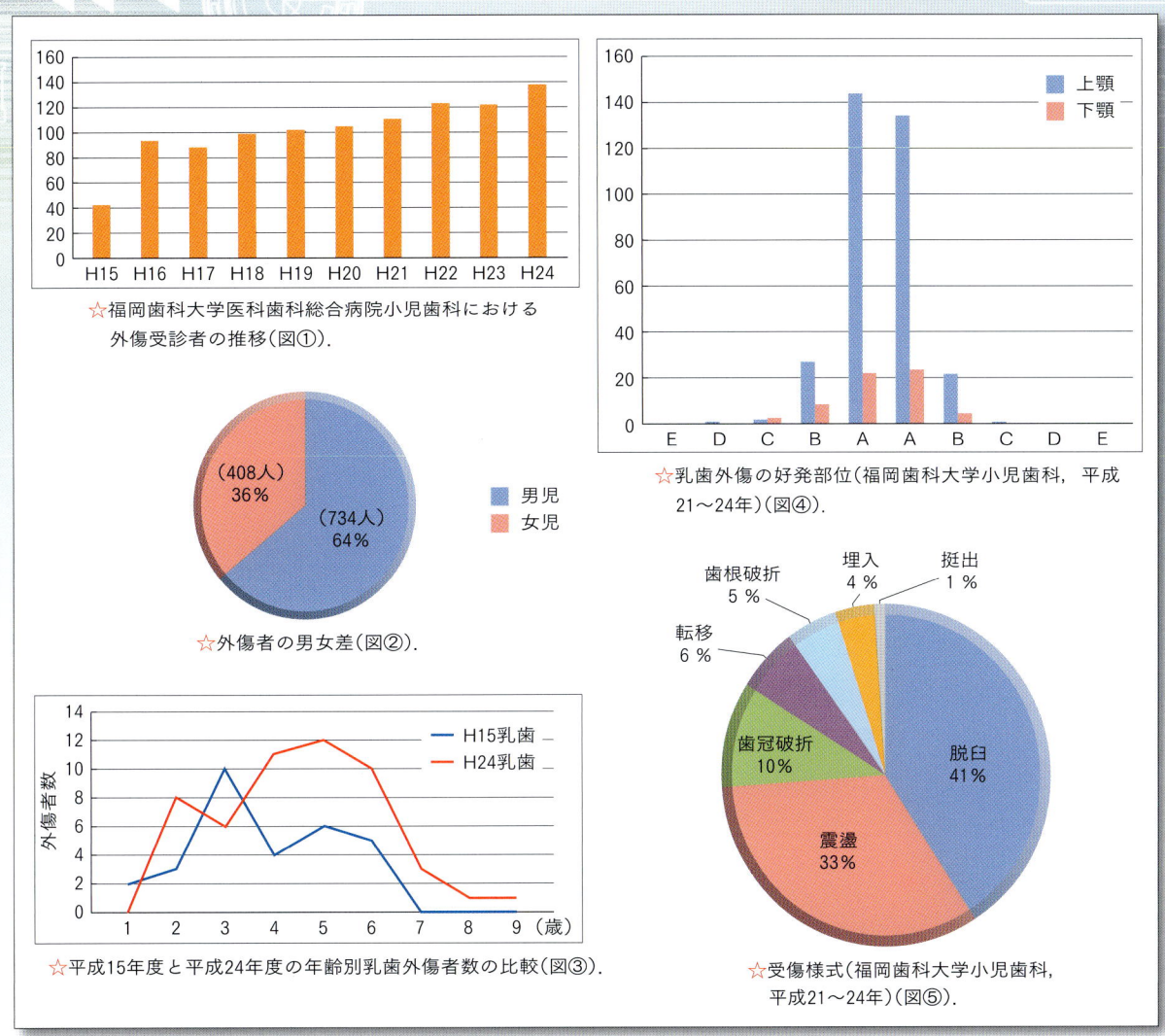

☆福岡歯科大学医科歯科総合病院小児歯科における外傷受診者の推移（図①）．

☆外傷者の男女差（図②）．

☆平成15年度と平成24年度の年齢別乳歯外傷者数の比較（図③）．

☆乳歯外傷の好発部位（福岡歯科大学小児歯科，平成21～24年）（図④）．

☆受傷様式（福岡歯科大学小児歯科，平成21～24年）（図⑤）．

　近年，少子化の進行や生活の多様化に伴い小児を取り巻く社会構造や生活環境は大きく変化している．また，親の育児に対する意識変化も相まって，小児外傷における受傷形態に変化が生じていると考えられる．今後も乳歯外傷者は増加する傾向にあると考えられるため，その予防方法を含めて検討していく必要がある．

**参考文献**

1 ）日本小児歯科学会：「小児の歯の外傷の実態調査」．小児歯誌 34：1 - 20，1996.
2 ）園本美恵，森本容子，亀井有太郎，中野智子，嘉藤幹夫：当科における歯の外傷の臨床統計的観察―20年前との比較―．小児歯誌 49：165 - 171，2011.
3 ）谷　和俊，竹川政範，松本　章，吉田将亜，近藤英司，松田光悦：旭川医科大学歯科口腔外科における小児の口腔顎顔面外傷についての臨床的検討．小児口外 20：37 - 43，2010.
4 ）Flores MT, Andreasen JO, Bakland LK, Feiglin B, Gutmann JL, Oikarinen K, Pitt Ford TR, Sigurdsson A, Trope M, Vann Jr WF, and Andreasen FM.：Guidelines for the evaluation and management of traumatic dental injuries. Dental Traumatology 17：1-4, 49-52, 97-102, 145-148, 193-196, 2001.
5 ）Andreasen JO, et al：Traumatic Dental Injuries-A Manual(2$^{nd}$ ed.), 2003.

# I-2 乳歯外傷の疫学②

## 発育段階別にみた特徴

　身体的・肉体的にも成長発育過程にある小児は，増齢によって発達する運動能力や危険認識力が不十分であることから突発的な事故を起こしやすい．また，小児外傷は，成人に比較して身体の解剖学的・生理学的特徴や生活パターンの違いから成人とは異なる特徴がある．
　その特徴としては，以下のことが挙げられる．
　①乳幼児は胴体に比し頭部が大きいため転倒しやすい．
　②身長が低いため視野が狭くなり，興味を示すものに関心が集中し，全体の把握あるいは危険を予知する判断能力に乏しい．
　③体重を支えるだけの腕力がないこと．
　④自分で経過，症状を訴えることはむずかしい．

### 1．好発部位
　幼児期，学童期ともに上顎前歯部が77％と圧倒的に多く，次いで下顎前歯部であり，上下顎前歯部で全体の90％以上を占めていた(表①)．

### 2．好発年齢
　乳歯列完成前後の1歳から3歳の年齢が多く，次いで4歳であった．

### 3．男女比
　男児のほうが女児より受傷頻度が高い傾向がみられた．

### 4．受傷時刻
　受傷の時刻については朝，昼，夜，深夜に分けた場合，昼の割合が高く，発育期別での乳児期は，朝，昼が多く，幼児期以降は昼も多いが，夜も比較的多かった．

### 5．受傷場所
　受傷場所については，45％が家庭内で起こり，25％が道路，公園，デパート，16％が学校，保育園であった．

### 6．受傷様式
　外傷歯の受傷様式は，破折(歯冠，歯根)，不完全脱臼(震盪，動揺，陥入，転位，挺出，その他)および完全脱臼(脱落)に別けられる．実際の外傷では，これらの様式が重複することもしばしばみられ，乳児期，学童期では不完全脱臼が86％，学童期では完全脱臼が81％を占めていた(表②)．

# I 乳歯外傷とは

☆表① 発育段階別の受傷部位(歯)別内訳

| 部位<br>発育段階 | 上顎前歯部 | 下顎前歯部 | 上顎臼歯部 | 下顎臼歯部 | 計 |
|---|---|---|---|---|---|
| 乳児期(6名) | 1 | 7 | | | 8 |
| 幼児期(75名) | 140 | 26 | 2 | 2 | 170 |
| 学童期(79名) | 163 | 54 | 2 | 1 | 220 |
| 思春期(26名) | 71 | 19 | 3 | | 93 |
| | 379 | 107 | 7 | 3 | 491 |

※歯数は延べ数を示す.

☆表② 外傷歯の状態(Andreasen の分類)[4]

| 発育段階別 | 乳児期 | 幼児期 | 学童期 | | 思春期 | 計 |
|---|---|---|---|---|---|---|
| 分類 | 乳歯 | 乳歯 | 乳歯数 | 永久歯数 | 永久歯数 | |
| **歯冠破折** | 0 | 10(5.9%) | 3(8.1%) | 37(20.2%) | 14(15.1%) | 64(13.0%) |
| 露髄なし | 0 | 4 | 1 | 25 | 8 | 38 |
| 露髄あり | 0 | 5 | 1 | 12 | 6 | 24 |
| その他 | 0 | 1 | 1 | 0 | 0 | 2 |
| **歯根破折** | 0 | 1(0.6%) | 0 | 2(1.1%) | 0 | 3(0.6%) |
| **歯冠・歯根破折** | 0 | 0 | 0 | 1(0.5%) | 0 | 1(0.2%) |
| **不完全脱臼** | 7(87.5%) | 142(83.5%) | 4(10.8%) | 108(59.0%) | 61(65.6%) | 322(65.6%) |
| 震盪 | 0 | 2 | 0 | 4 | 1 | 7 |
| 動揺 | 3 | 63 | 1 | 76 | 40 | 183 |
| 唇側転位 | 2 | 5 | 2 | 2 | 0 | 11 |
| 舌側転位 | 0 | 19 | 0 | 4 | 9 | 32 |
| 挺出 | 0 | 1 | 0 | 3 | 2 | 6 |
| 陥入 | 2 | 44 | 1 | 15 | 9 | 71 |
| その他 | 0 | 8 | 0 | 4 | 0 | 9 |
| **完全脱臼** | 1(12.5%) | 8(4.7%) | 30(81.1%) | 25(13.7%) | 17(18.2%) | 81(16.5%) |
| **歯牙打撲** | 0 | 9(5.3%) | 0 | 10(5.5%) | 1(1.1%) | 20(4.1%) |
| 計 | 8(100%) | 170(100%) | 37(100%) | 183(100%) | 93(100%) | 491(100%) |

⇒次頁へつづく

## I-2　乳歯外傷の疫学②（つづき）

**7．受傷原因と予防策**

　乳幼児は転倒が多く，0歳での事故はベッドやソファーからの転落が比較的多い．したがって，予防策として，ベッドに転落防止柵の取り付けやベッドの周りにクッションを準備するなどの工夫が必要である．また，お風呂場や床などの滑りやすい場所での転倒が多いため滑り止めなどの工夫も必要である．乳児は，5か月を過ぎると手にしたものは，何でも口に持っていくのが通常の発達過程であるため，箸，歯ブラシや玩具などを口に入れた状態で転倒したりするケースが多いので，乳幼児の手の届く範囲からこれらを取り除き，口にものを入れている場合は注意が必要である．次いで衝突，転落がそれに続き，1〜2歳では転落，3歳からは衝突が多くなっていた．間接的原因としては，低年齢の小児にとって顔面を打撲しやすい家具の配置などの室内環境によるものをはじめとした生活環境の問題が考えられる．作用物体としては，屋内の不用意に置かれているものと移動可能なもので70%を占めていた（表③）．

　小児の外傷は，偶発的で予防が困難と考えられるが，子どもが置かれた環境を事故予防の視点から子どもの目線で改善することが，重大な怪我から予防できる可能性がある（図①）．

☆表③　作用物体（屋内　N＝60）

| ＜不用意に置かれている物＞ | ＜移動可能なもの＞ | ＜移動不可能なもの＞ |
|---|---|---|
| ・箸・マドラー　5<br>・笛　3<br>・おもちゃ　3<br>・定規　1<br>・フィルムケース　1<br>・電気コード　1 | 机・テーブル　10<br>カラーボックス　1<br>TV　1<br>ゴルフクラブ　1<br><br>人　15 | 床・風呂場　16<br>階段　2 |
| N＝14 | N＝28 | N＝18 |
| N＝42（70%） | | N＝18（30%） |

**参考文献**

1 ）新垣敬一，狩野岳史，仲間錠嗣，棚田美香，砂川　元：小児の外傷歯に関する臨床的検討．日外傷歯誌 5：79-86, 2009．
2 ）香西克之：歯・口腔の外傷と処置，赤坂守人ほか 編，小児歯科学 3版．医歯薬出版，東京，326-329, 2008．
3 ）山本瑞穂，新垣敬一，仁村文和，澤田茂樹，立津政晴，金城南海子，棚田美香，新崎　章，砂川　元：琉球大学医学部附属病院歯科口腔外科における小児顎顔面外傷に関する臨床統計的検討．日外傷歯誌 8：75-86, 2012．
4 ）Andreasen JO, Andreasen FM. : Textbook and color atlas of traumatic injuries to the teeth. 3rd ed., Munksgard, Copenhagen. 383-425, 1994．

# I 乳歯外傷とは

<事故予防マップ：図①>

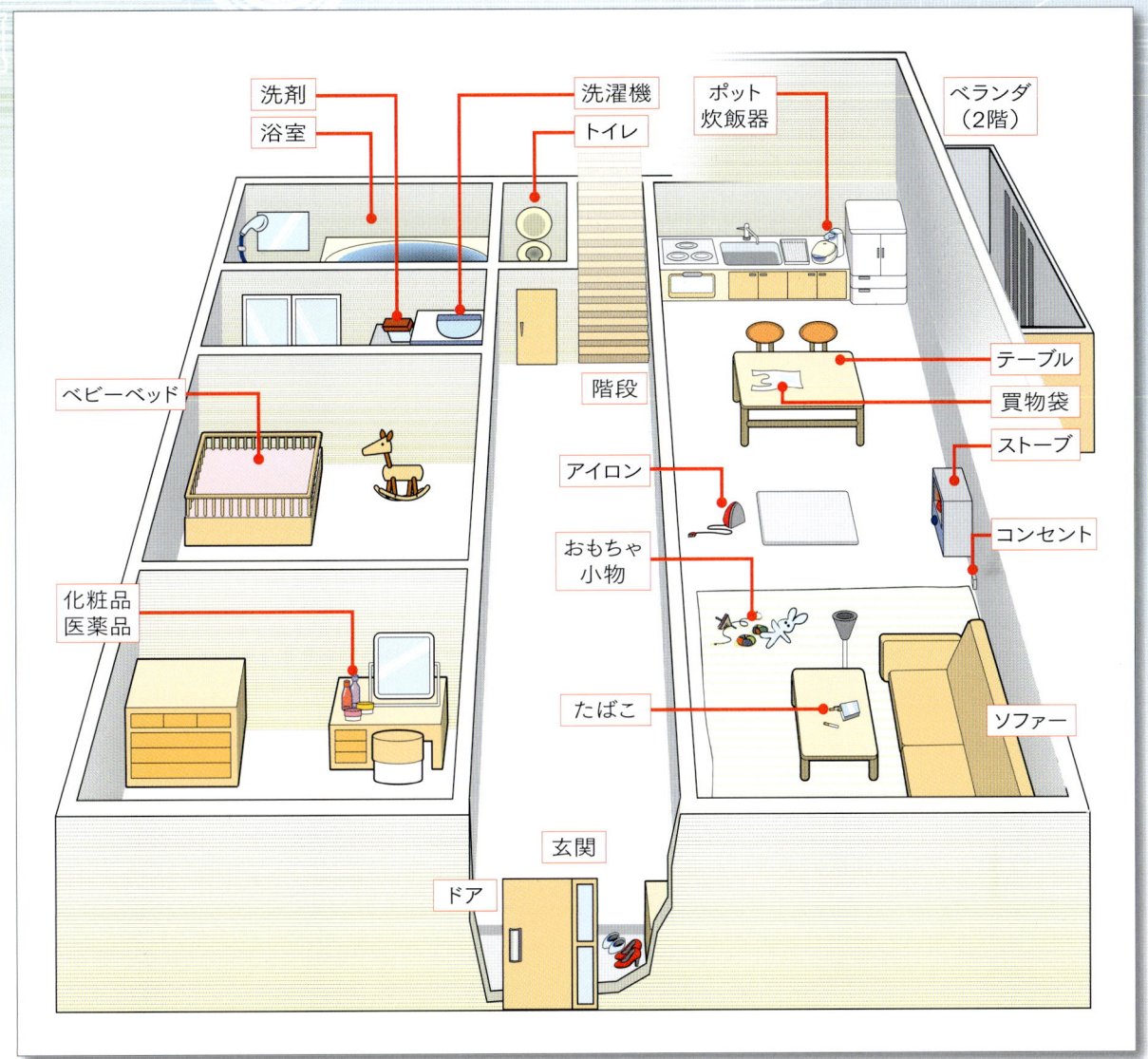

☆洗剤，化粧品，たばこなどは子どもの手の届かない所へ置く．

☆アイロン，おもちゃ，買物袋は収納する．

☆ポット，炊飯器は子どもの手の届かない高さ（1mくらい）の所へ置く．

☆浴槽，洗濯機，トイレのふたは閉め，浴槽，洗濯機の水は必ず抜いておく．

☆ベビーベッドの柵は必ず上げておき，階段にはベビーゲートを付ける．

☆玄関ドアには指挟み防止の装置を付ける．

☆ベランダの手すりの高さは1.1m以上にし，足場になるようなものを置かない．

☆ストーブには防護柵を付け，コンセントの差し込み口にはカバーを付ける．

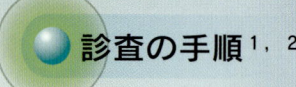

# 乳歯外傷の診査・診断

## 診査の手順[1,2)]

患児，保護者，術者の3者によって診査を進めていくことが大切である．

### 1．問診

乳歯の受傷状態を知ることは術者にとって貴重な情報源となる．時に患児が低年齢児の場合は無理があるので，保護者への問診により受傷状況を推測する．

3歳以上の患児は受傷状況や自覚症状を知ることができるため，保護者とともに局所ならびに全身所見を合わせて症状の有無を確認し，歯・口腔・周囲軟組織，歯槽骨，顎骨などを含めて問診を行う．

以下の項目は重要事項となる．

**（1）受傷時期**

外傷歯の処置後の予後にとって大切なことは受傷から来院までの時間で，脱臼性か破折性を含めて，経過観察や歯内治療の処置方針，脱落歯の再植条件の適応などを決定する．

**（2）受傷場所**

とくに感染状況の把握が必要なために，どのような場所で外傷を受けたのか受傷歯の損傷との関連性を知ることができる．

**（3）受傷状態**

外力を受けた方向や部位により舌側方向であれば舌側転位，切端部から根尖方向であれば陥入，切端方向であれば挺出の可能性が考えられる．

**（4）その他**

- 既往歴
- 現在までの処置や経過
- 自覚症状の有無
- 温熱および甘味や酸味に対する反応の有無
- 噛んだときの反応の有無

などから受傷様式の指標となる．

### 2．視診

全身症状，局所症状では口腔診査が主体となる．

とくに口腔周囲軟組織の損傷，口唇，歯肉，舌，頰粘膜，小帯損傷，出血，腫脹の有無などを診査する．

受傷歯は歯冠破折の有無，破折線，露髄の有無などを診査する．

## 3．触診

破折部位はそのステップ，露髄は探針で象牙質を触診することにより擦過痛が明らかである．歯の動揺度により脱臼の程度がわかるので生理的動揺か病的動揺を確認する．

☆0度：0.2mm以内：生理的動揺
☆1度：0.2〜1mm：頰舌的動揺
☆2度：1〜2mm：頰舌的には中等度，近遠的にはわずかに動揺
☆3度：2mm以上：頰舌的，近遠心的，歯軸方向にも動揺

受傷歯を拇指と人差し指で挟んで唇舌的に動かすと，歯の脱臼や破折が確認できる．

## 4．打診

水平打診・垂直打診の反応によって歯根膜の損傷の程度を推測する．とくに低年齢児では，痛みに関しては受傷直後は困難であるために十分注意を要する．

## 5．エックス線検査

検査項目を以下に記述する．
基本的には歯冠，歯髄，歯根，歯根膜，歯槽骨，顎骨，歯列上の歯が中心となる．
- 乳歯歯根吸収状態と後継永久歯歯胚の位置的関係
- 後継永久歯の歯根形成
- 破折と歯髄腔の位置関係
- 歯根破折の有無
- 歯根膜腔拡大の有無
- 歯槽骨および顎骨の骨折の有無
- 軟組織への異物の埋入

口内撮影法・口外撮影法を用いるとよい．

## 6．歯髄生活反応

受傷直後は（−）反応も多く，温度診，EPTは低年齢児で測定が不可能な場合が多い．

受傷後，歯に変色がみられても，直ちに歯髄死と考えることなく，血流の回復によって歯髄の生活反応は変化するため注意を要す．そのために長期的な経過観察が必要となる．

⇒次頁へつづく

## II-1　乳歯外傷の診査・診断（つづき）

### 症例：亜脱臼[3]

　ここでは乳歯の外傷でもっとも多い脱臼の中で代表例の亜脱臼について解説する．亜脱臼は，歯の転移はみられないが，動揺や打診に対して反応を認める．歯肉溝から出血がみられることもある．歯髄・歯根膜に損傷がみられる場合もある．処置としては一般的には経過観察でよいが，本症例のように動揺のある場合は固定を行う．さらに EPT（－）のある場合，歯髄壊死もみられ歯内治療を実施する必要がある．その後は後継永久歯の交換に至るまで長期経過観察を行う．

＜初診時＞

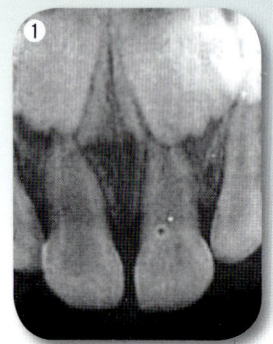 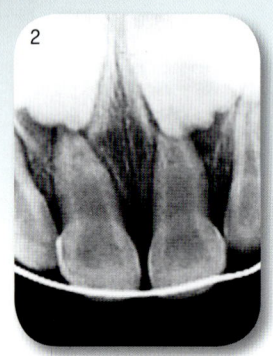

☆ 4歳1か月の男児．A|A の亜脱臼（図①）．
☆ B〜B を，ワイヤーと接着性レジンを用いたダイレクトボンディンク法により固定を行う（図②）．

＜1か月後＞　　＜2年経過後＞　　＜3年経過後＞　　＜4年経過後＞

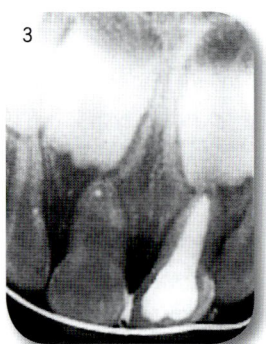 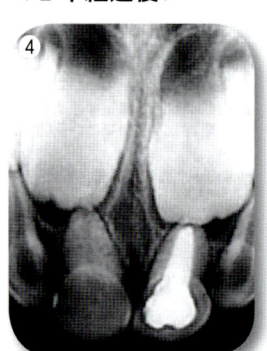 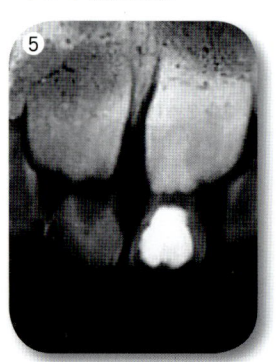 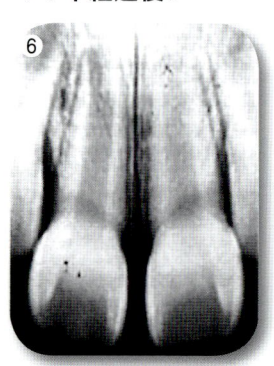

☆ A が変色し EPT は（－）のため直ちに水酸化カルシウム製剤による糊剤根管充填を施した（図③）．
☆ 歯根の吸収開始所見がみられる（図④）．
☆ 生理的歯根吸収がみられる（図⑤）．
☆ A|A は後継永久歯と交換し，1|1 は年齢的にみても歯髄腔は広く，歯根は未完成の状態であり，何ら異常所見はみられない（図⑥）．

## おわりに

　口腔の健康は全身の健康にもつながる．とくに第一次性徴から第二次性徴に至る時期は，噛む能力や咀嚼する能力が大事な時期でもある．乳歯列の完成期は噛むトレーニングの旺盛な時期である．神経系は末梢神経からの情報を脳神経へと伝達する機構でもあり，噛むことで脳への活性化を促がし，海馬に記憶をキャッチすることで，大脳皮質へ保存する大切な時期でもある．このことは脳の発達や口腔機能の育成を考えるうえで臨床的意義が大きい．

　咬合機能の立場から，乳歯列期，混合歯列期，永久歯列期に至るすべての歯を保存することで，歯，歯髄，歯根膜，歯槽骨，顎骨を通して，噛むという感覚が末梢神経から脳神経への伝達機構の存在を再認識させる．一方では，噛むことは自律神経を安定させることにもなり，乳歯外傷を惹起した場合，1本の歯の欠損を安易に考えることなく，乳歯を保存するための検査・診断が重要となる．

**参考文献**
1）木村光孝，西田郁子：小児期の外傷―特徴・診査・診断―．小児歯科臨床 10：45-49, 2005.
2）渡部　茂：乳歯外傷の特徴，木村光孝 監修，新装版 子どもの歯に強くなる本．クインテッセンス出版，東京，2012.
3）橋本敏昭，牧　憲司，赤嶺秀樹ほか：外傷による乳前歯の脱臼の1例―4年経過観察―．小児歯誌 34：719-724, 1996.

# II-2　乳歯外傷の緊急処置①

## ●緊急処置の手順

　外傷への対応は，重症度と緊急度を判断して，より程度の高いものが優先されるべきである．口腔領域の外傷を主訴に来院した患児には，以下の手順で進める．

**1．全身を見て口腔損傷よりも重症で緊急性を疑わせる所見がないかを確認する**
　問診で頭痛や嘔吐などを尋ね，外傷の経緯を聞き，生命にかかわる損傷や，脳や目など短時間で対応すべき損傷の兆候がないか観察する．Black eye（眼窩周囲の内出血）やBattle's sign（耳介後部出血）などの異常がある場合は，しかるべき病院に搬送する．

**2．止血を図り誤嚥・誤飲の危険性のあるものを除去する**
　口腔は赤い組織が多いため傷つくと出血しやすく，患児や保護者を精神的に動揺させる．圧迫可能な出血点は圧迫するが，痛みなどによりこれが困難な場合や，著しく変位したり，抜けかけている歯がある場合は，誤飲できない大きさのガーゼの一端をくわえさせるなどして，血液や歯を飲ませない工夫をする（血液を飲むと後に嘔吐を誘引し危険である）．

**3．精神的に支える**
　受傷した小児と保護者は，精神的に衝撃を受けているため，明るく励ましつつ，損傷とその治療についてできるだけの説明をする．外傷の治療について"知らないことによる不安"を訴える人は多い．

**4．協力の程度を判断する**
　幼少児では，口腔内を精査した後では協力が得られないこともあるので，いきなり診療室や診療ユニットで診査を試みるのではなく，待合室で膝枕などの体勢で患児を興奮させないように損傷部を迅速に概観してから，患児の協力程度を考慮して診査や治療の準備を進める．協力が得にくい児の場合は，エックス線検査など保護者とともに行える診査を優先する．

**5．歯の損傷への対応**
**（1）保存か抜歯かの判断**
　脱臼歯や歯根破折歯，歯冠・歯根破折歯は，整復・固定が可能であるか，保存不可能かを判断する．不可能な場合は抜歯とする．脱臼か，歯肉縁下への亀裂か破折かなど判断に迷う動揺歯があったり，患児の体調が不良の場合は，固定を行って後日に再評価してから抜歯を行うことがある．

## II 受診時の対応

### （2）脱落した乳歯を適切に保存する

乳歯は再植可能な条件が限られており（⇒ p.64参照），まずは脱落歯の保存液（Dent Supply™，コージンバイオ(株)：図①）か，牛乳中に保存してから，エックス線検査などを行い，保護者と治療法について話し合う必要がある．

**＜脱落歯の保存液＞**

☆歯根膜細胞の保存に有効であるとされている細胞培養液：HBSS(Hanks balanced salt solution)と同じ組成である（図①）．

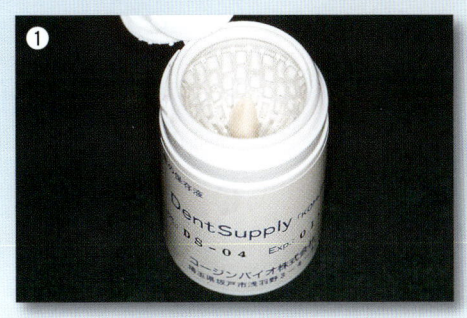

### （3）整復・固定

保存可能な脱臼歯や歯根破折歯は整復・固定を行い，外傷後のホームケア（⇒ p.19参照）を指導する．整復時には，同時に歯根周囲の歯槽骨も歯に沿わせて圧迫することで，良好な位置に復位させやすい（図②）．陥入歯は受傷部の継続的消毒・洗浄を行いつつ，自然な再萌出を期待し，経過観察することが多い[1,2]．

**＜歯の整復法＞**

☆歯の整復に際しては，同時に歯根周囲の歯槽骨も歯に沿わせて圧迫することで，良好な位置に戻しやすい（図②）．唇側傾斜は永久歯歯胚に根尖が接近していることを意識しながら，鎮重な整復を行う．

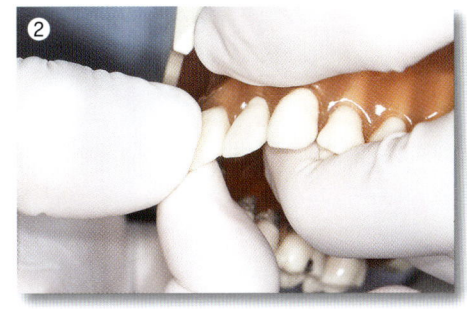

### （4）破折と歯髄

破折部に露髄があって露髄面に壊死がなければ，直接覆髄を露髄1日以内は適用できる．また，露髄後1週間以内の場合は，部分歯髄切断法を行うことが望ましい．この治療法は生活している露髄の処置としては成功率がもっとも高いとされる[3]．

しかし，断髄時に壊死や循環障害で出血がない歯は，抜髄もしくは感染根管治療の適応となる．

⇒次頁へつづく

## II-2　乳歯外傷の緊急処置①（つづき）

### （5）歯冠破折

破折部は，セメントでの仮封か，接着性レジン，コンポジットレジンなどによる被覆を行う．なお，歯冠破折は主たる破折以外にも多くの亀裂や辺縁エナメル質の白化（多数の微小亀裂）が生じているので，封鎖を確実にするためには，受傷数日以内には，破折線辺縁の亀裂を窩縁斜面様に削除してから，歯冠表面の亀裂とともに接着性レジンで被覆し，コンポジットレジンで修復する．

### （6）軟組織損傷

口唇や粘膜の損傷は，まず止血を図る．腫脹しやすいため，可能なら氷水で冷湿布をすると，腫脹を防ぎ，多少の腫脹は軽減することができる（図③）．粘膜の創は通常自然に治るが，赤唇部の開いた傷は局所麻酔下で異物を徹底的に洗い流し（図④），縫合する．なお，創内に細かい砂などが擦りこまれているときは，清潔な歯ブラシと生理食塩水を用い，これを除去して，外傷性刺青（図⑤）を防ぐ．抗菌薬軟膏を塗布するのも有効である．

**＜氷水による冷湿布＞**

☆薄い袋に氷を入れて創近くに当て，紙タオルなどで巻いて持つ．アイシング用パックを用いてもよい（図③）．当てては休むを繰り返す程度でよい．

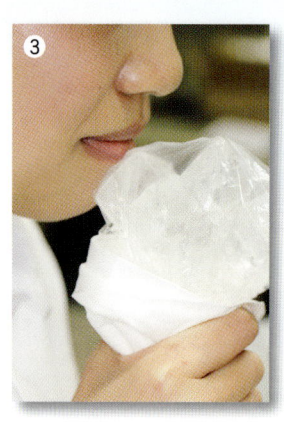

**＜洗浄された唇の開放創＞**

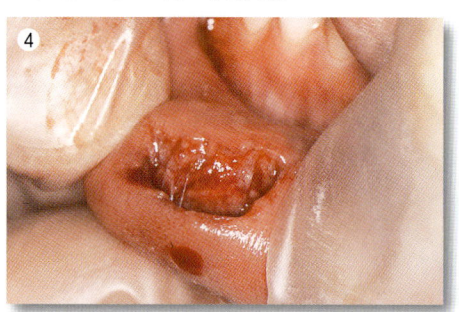

☆局所麻酔下で生理食塩水を注水し，異物を洗い流す（図④）．歯片や異物の迷入を疑うときは，エックス線撮影を行う．

**＜外傷性刺青（オトガイ部）＞**

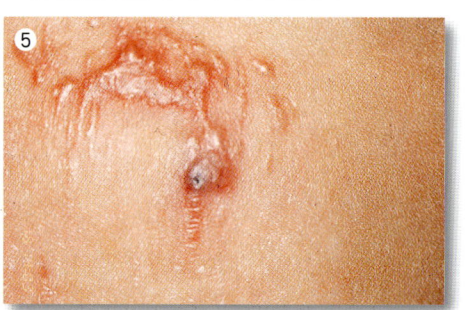

☆周囲には肥厚性瘢痕もみられる（図⑤）．この予防には異物の除去と感染の阻止が有効で，wet dressing や taping も勧められている．

## Ⅱ　受診時の対応

### （7）感染予防

損傷部や受傷歯は，十分な清掃を治療前に行う．来院可能であれば，受傷2日間は清潔な水や薄めた含嗽剤を，シリンジに入れて徹底的に損傷部を洗浄する．とくに陥入歯を経過観察する際は局所の清潔化が有効である．受傷当初には検出できなかった損傷を検出できることもある．たとえば，陥入や歯槽骨骨折は軽度だと見逃しやすいが，動揺が受傷当日はなく，1日後に明瞭になることがある．外傷後のホームケアとしては，薄めた含嗽剤を，指でほぐした綿棒に浸けて損傷部を清拭したり（図⑥），口腔全体を十分にブラッシングをするよう，保護者に指導し続ける．

なお，感染創は抗菌薬軟膏を食後の清掃・清拭後に塗布させ，脱臼性損傷や歯根破折，歯冠・歯根破折の場合には抗菌薬を2日間以上投与する（なお，含嗽剤の使用にあたっては，必ずアレルギーの有無を確認し，長期使用は控える）．

＜外傷後のホームケア＞

☆薄めた含嗽剤を，指でほぐした綿棒に浸けて損傷部を清拭する（図⑥）．患児や保護者はブラッシングを怖がるものなので，受傷直後はこまめな指導を続けることが重要である．

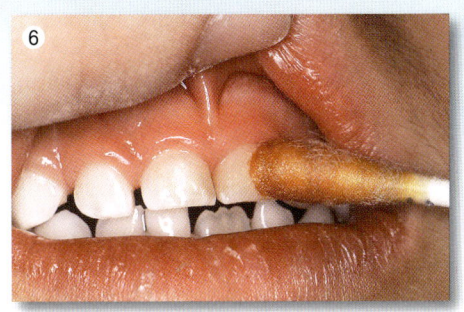

### 参考文献

1) 松村木綿子，宮新美智世，舩山研二，江橋美穂，片野尚子，髙木裕三：外傷により埋入した乳歯の再萌出と，その長期的臨床経過．歯科臨床研究 2：75-89, 2005.
2) 宮新美智世，松村木綿子，髙木裕三：外傷により陥入した乳歯が再萌出しない場合の治療と臨床経過．日外傷歯誌 2：31-38, 2006.
3) Cvek MA. : Clinical report on partial pulpotomy and capping with calcium hydroxide in permanent incisors with complicated crown fracture. J Endod 4：232-237, 1978.

# II-3　乳歯外傷の緊急処置②

## 外傷別処置法

　一般に外傷患者は早急に応急処置を必要とする場合が多い．緊急処置の目的は顔面あるいは口腔内に発生した障害に対して応急手当を行い，後日の通常診療へとつなげていくことが必要である．軟組織の損傷，転位歯，歯の喪失，歯冠破折，歯根破折などが含まれる．しかし受傷後患児が直接歯科に来院し，頭部などの損傷が疑われる場合には，症状によっては口腔内の処置に先立ち，直ちに救急病院での受診を勧めるべきである．ここでは全身的問題のない歯のみの外傷患児に対する適切な緊急処置法について述べる．乳歯外傷は低年齢児であることが多く，その対応の困難さがあるが，適切で迅速な処置を行うことがもっとも重要であり，適切な処置ができないことで将来永久歯の萌出余地の問題や発音，情緒的発育への悪影響を引き起こすことがある．年齢などによっては一般（かかりつけ）歯科医の役割を越えるときもあり専門医との連携，迅速な紹介が必要である．

**（1）歯の動揺あるいは転位**

　整復・固定を決定する前に咬合状態などを観察して歯の保存が小児にとって有益かどうかを判断し，保存が必要と判断した場合は素早く応急処置を行う．

　陥入：根未完成歯であれば通常再萌出することが多いので経過観察する（症例1）．その後も骨性癒着や歯髄死による歯冠の変色などを呈することがあるので経過観察が必要である．

　陥入，転位：整復・固定が必要であるが，低年齢児で固定に必要な隣在歯が存在しない場合やワイヤーの脱落による誤飲の危険性には注意する（症例2）．また，すでに時間が経過している場合には咬合調整などを行う．通常固定に際し即時の歯髄処置は露髄歯以外は必要ない．

**（2）脱臼，喪失**

　固定が必要である．ただし完全脱臼歯に対して乳歯の再植は適当でないという考えが多い．

**（3）破折**

　A．歯冠破折

　エナメル質に限局した破折：破折したエナメル質鋭縁をスムーズにするのみでよい．しかし歯髄への進行性変化が外傷の衝撃により起こることも考えられるため経過観察が必要である．

　象牙質まで破折が及んでいるが，露髄を伴わない場合：覆髄後，コンポジットレジン修復を行う．エナメル質破折に比べ症状があるため早く来院することが多い．

　露髄を伴う場合：軟組織や転位歯の処置が終了後，同日直接覆髄，生活歯髄切断，抜髄などを行う．

　B．歯根破折：歯根の破折部位により抜歯，固定，予後観察などを行う．

## Ⅱ 受診時の対応

＜症例1：陥入＞

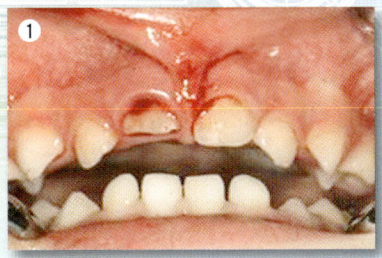 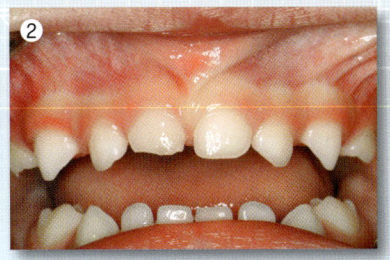 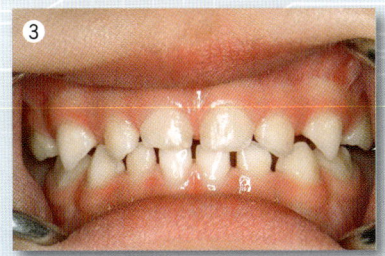

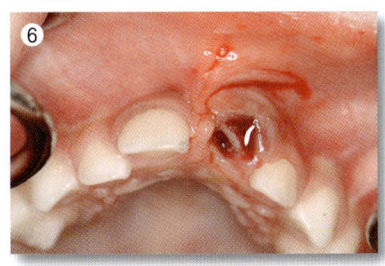 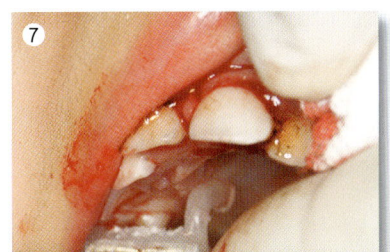

☆1歳6か月の男児．転倒により乳前歯部打撲．5時間後に来院し，現在は止血している．経過観察（図①）．
☆受傷8日後．再萌出が認められる（図②）．
☆受傷6週後．ほぼ反対側と同じ位置まで再萌出した（図③）．
☆受傷8日目のデンタルエックス線写真（図④）．
☆受傷6週後のデンタルエックス線写真．異常は認められない（図⑤）．

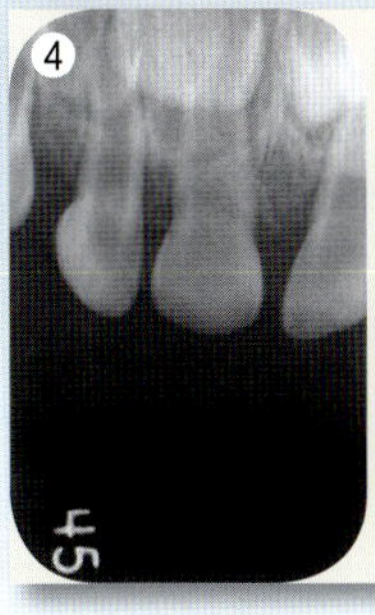

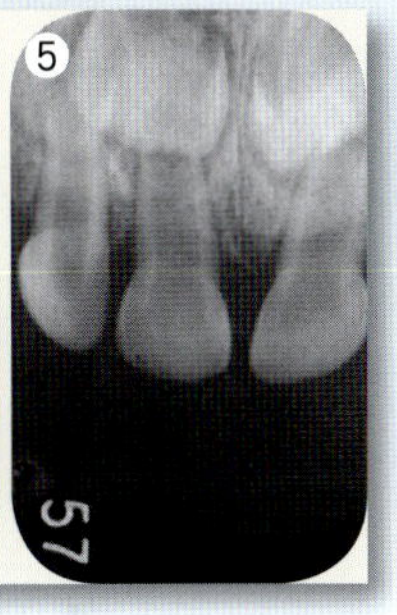

＜症例2：陥入，転位＞

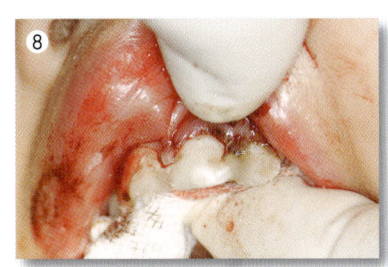 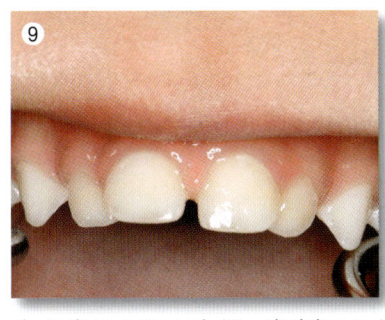 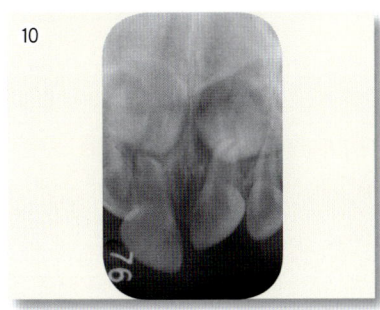

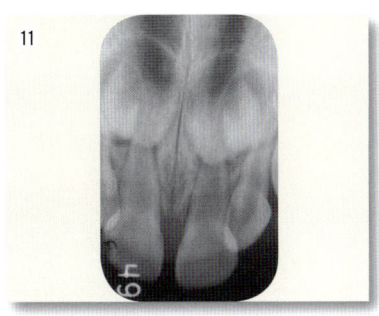

☆1歳11か月の女児．転倒により乳前歯部打撲．3時間後近医を受診するも号泣のため治療できず，大学病院を紹介され来院．陥入，転位が認められる（図⑥）．陥入乳歯をもとの位置へ整復（図⑦）．スーパーボンドで固定（図⑧）．
☆受傷3か月後（図⑨）．
☆初診時のエックス線写真（図⑩）．
☆受傷3か月後のエックス線写真．異常は認められない（図⑪）．

Ⅱ-3 乳歯外傷の緊急処置② 021

# II-4　乳歯外傷のエックス線検査の重要性

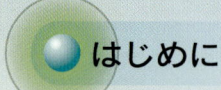 **はじめに**

　外傷歯の画像診断において，正確かつ迅速な検査が必要である．視診で正常であっても，歯槽骨骨折や歯根破折などが起きていることがあり，これらを正確に診断するにはエックス線検査は必須である．通常はデンタルエックス線撮影やパノラマエックス線撮影などが利用される．小児の外傷歯の診断においても，通常はデンタルエックス線撮影が第一選択として検査が施行される．歯槽骨の骨折なども疑われる場合は，咬合法やパノラマエックス線撮影を追加することがある．しかし，小児の歯列は混合歯列であったり，わずかな体動などで撮影した画像から，診断するのが困難な場合がある．初診時のエックス線検査における重要項目を以下に示す．

＜初診時にエックス線検査で診査すべき項目＞
☆歯冠―――破折の有無，修復の有無
☆歯髄―――歯冠破折がある場合その関係，病変の有無，歯内治療の既往
☆歯根―――破折の方向，破折の部位，根尖の完成度および吸収の程度
☆歯根膜――ダメージの大きさ
☆歯槽骨――骨折の有無，永久歯胚への影響
☆歯の移動―方向，量

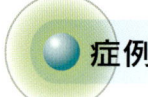 **症例**

　ここで提示する症例は，デンタルエックス線写真で診断する際に歯根破折を疑う所見を呈していたが，臨床症状や口腔内所見（図①）と一致せず，診断が困難であったものである．デンタルエックス線写真だけでは情報が不十分であり，歯槽骨骨折の有無を確認するために歯科用CTによる検査を追加した．デンタルエックス線写真（図②）により，左側上顎切歯歯頸部に破折線を疑うエックス線透過像を認めた．しかし，臨床所見と対比して，不明確であった．よって，歯槽骨の状態も確認することを含めて，歯科用CTによる検査を追加した．歯科用CTの画像（図③）より，歯牙の破折線は認められず，歯牙破折および歯根破折がないことが確認できた．また，歯槽骨の骨折もないことが確認できた．さらに受傷後2週間の経過観察として撮影したデンタルエックス線写真（図④）においても破折線は認められなかった．
　不明確な破折線を疑う所見を確認するために，デンタルエックス線撮影の入射角を変えて数枚のエックス線撮影を追加することにより，確認は可能である．しかし，骨折の確認をするために歯槽骨を広範囲で撮影するにはデンタルエックス線写真だけでは限界がある．また，パノラマエックス線撮影は頚椎の重複により，前歯部の診断には適さない場合がある．

## II 受診時の対応

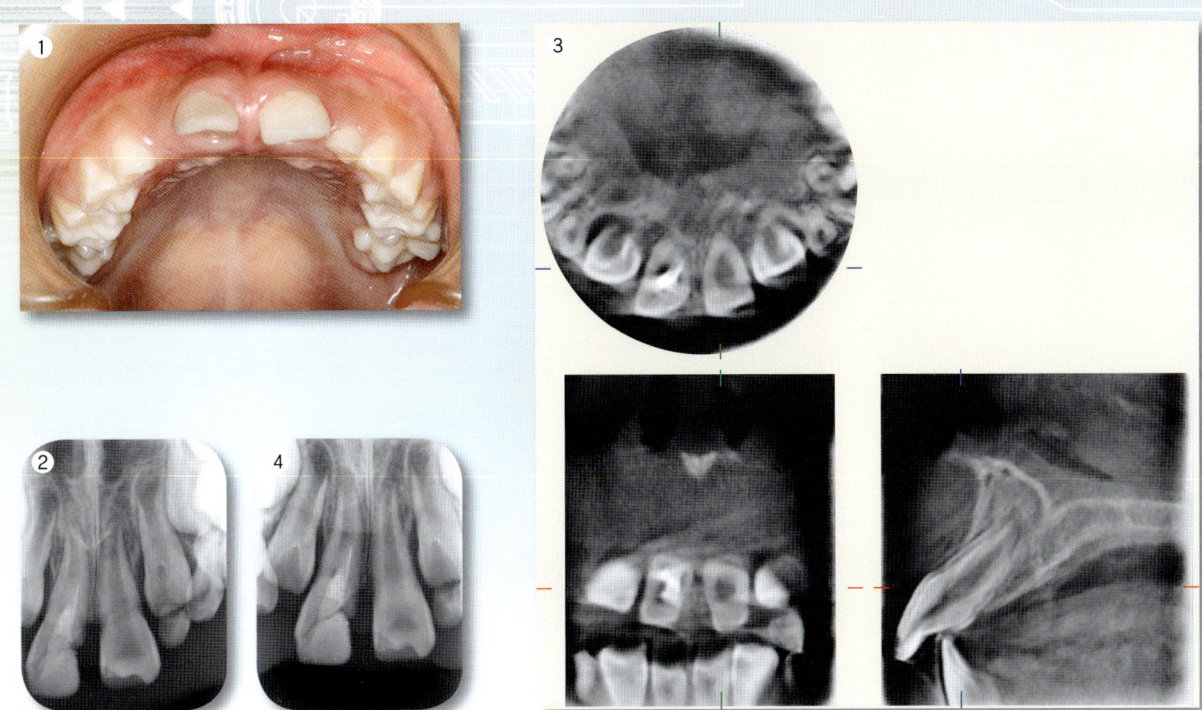

### ＜初診時＞

☆ 7歳の男児．受傷直後の初診時口腔内写真（図①）．

☆ デンタルエックス線写真において，左側上顎切歯歯頸部に破折線を疑うエックス線透過像を認める（図②）．

☆ 歯科用CT画像において，歯牙の破折線および歯槽骨の骨折線は認められない（図③）．

### ＜受傷2週後＞

☆ 経過観察として撮影したデンタルエックス線写真において，左側上顎切歯歯頸部に破折線を疑う所見は認められない（図④）．

## 歯科用CTの応用

　近年，歯科用CTは小照射野であり，低被曝の検査として一般臨床において多く使用されている．症例によっては歯科保険請求も可能になり，歯科界において，急速に多く普及しているのが現状である．歯科用CTは，1回の撮影で3次元的に診断することができ，垂直的破折などにも対応できる利点がある反面，被曝の問題や小児患者の体動を防ぐための固定や撮影時間など，少なからず改善点はある．しかし，小児の外傷歯の診断において，検査目的が適していれば，得られる画像診断情報は豊富であり，非常に有効な検査の一つと考えられる．

# II-5　画像検査の種類と方法

## はじめに

　乳歯の外傷に対する画像検査は，受傷した部位および程度によってその適応が選択される．同時に，受傷した患児の年齢や精神発育の程度も考慮する必要がある．患児との意思疎通が難しい場合には，評価のために最善の画像検査を用いられないことも少なくない．場合によっては，鎮静法を選択する場合も必要となる．
　主に用いられる画像検査として，
　・口内法エックス線撮影
　・パノラマエックス線撮影
　・歯科用コーンビームCT
　・MRI
などが挙げられる．
　ここではそれぞれの検査法と観察対象について説明する．検査を行う前には乳歯の外傷にのみ注意を払うのではなく，頭部の外傷についても考慮しなければならない．必要な場合には頭部の外傷に対して，他病院への受診を優先するべきである．

## 口内法エックス線検査

　歯および歯周組織を詳細に評価することができる．したがって，受傷歯の歯冠および歯根破折の有無とその程度，脱臼・脱落の有無とその程度，周囲歯槽骨の骨折の有無とその程度，後継永久歯の発育状態などを観察する．短時間で撮影できるため，低年齢の患児にも撮影可能なことが多い．検査は，主にその範囲から歯科用エックス線撮影と咬合法エックス線撮影に分けられる．
　歯科用エックス線撮影（図①）には経過観察中，ほぼ同様の写真を得やすいインジケータを用いることが望ましい（図②）．咬合法エックス線検査は，大きめのフィルムを使用し，歯科用エックス線検査よりも広範囲の評価に有効である．また，皮質骨の断裂や骨片の頬舌偏位を評価することができる（図③）．口唇や舌に異物の迷入が疑われる場合には，その部位にフィルムを密着させ，エックス線の量を低めにして撮影する（図④）．

## Ⅱ　受診時の対応

**＜上顎前歯部のエックス線画像＞**

☆上顎前方部を打撲した患児．上顎右側乳中切歯の根尖近心部の歯根膜腔が拡大している（矢印）．後継永久歯である上顎右側中切歯の歯胚と歯根膜腔の拡大部との関係も評価できる（図①）．

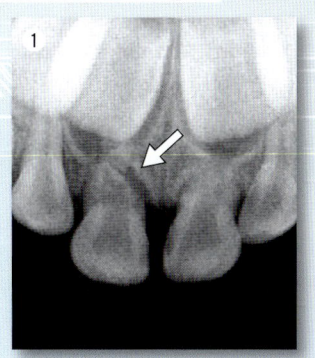

口腔・顎・顔面領域の外傷に対する画像検査．日外傷歯誌 6:1-9, 2010より引用

**＜小児用インジケータ＞**

☆前歯部（矢印）と臼歯部（矢頭）が1つの装置で撮影できる（図②）．

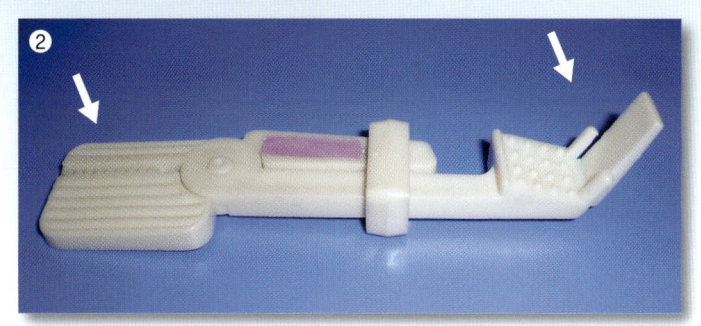

**＜咬合法エックス線画像＞**

☆オトガイ部を打撲した患児．下顎骨舌側皮質骨は連続している．明らかな骨折を示す所見はない（図③）．

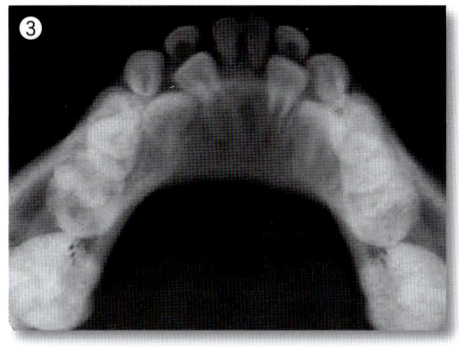

**＜下口唇部のエックス線画像＞**

☆外傷後，異物が下口唇に迷入．点状の金属様構造物を2つ認める（矢印）（図④）．

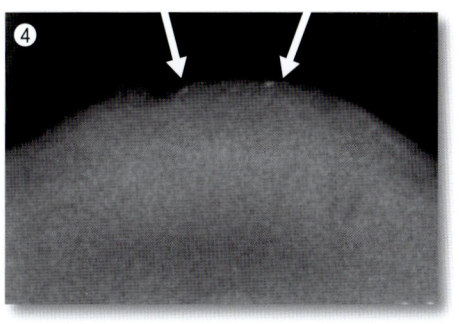

⇒次頁へつづく

口腔・顎・顔面領域の外傷に対する画像検査．日外傷歯誌 6:1-9, 2010より引用

## II-5　画像検査の種類と方法（つづき）

### ● パノラマエックス線検査

　歯，歯槽骨，上下顎骨，顎関節部を総覧的に評価することができる．とくに，下顎骨を殴打された場合の下顎骨体部と関節突起部の評価には有効である（図⑤）．ただし，断層撮影であるため，各領域の詳細な評価は困難である．とくに，乳歯列期の外傷で頻度の高い上顎前歯部は不鮮明なため不向きである．検査に時間を要すため，ある程度意思疎通の可能な年齢でないと撮影が難しいことも珍しくない．経験的には少なくても3歳以上でないと撮影することが難しい．

<パノラマエックス線画像>

☆下顎骨前方部を打撲した患児．右側関節突起は下顎頭部で完全骨折しており，小骨片は前下方に偏位している．ただし，打撲した下顎骨前方部に骨折はない（図⑤）．

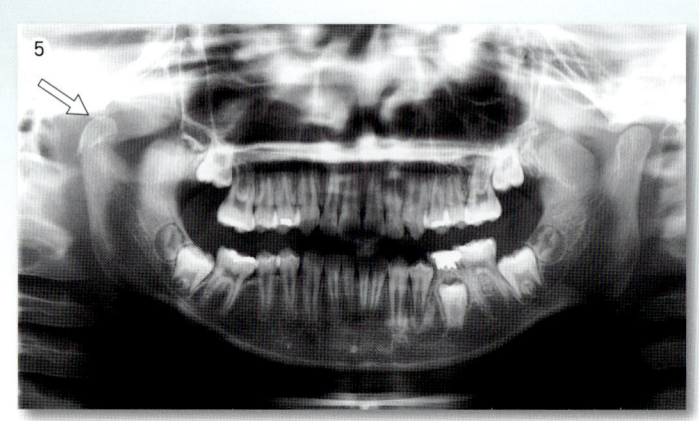

### ● 歯科用コーンビーム (CB)CT 検査

　歯科用 CBCT 検査は，歯，歯槽骨，上下顎骨，顎関節部を詳細にしかも3次元的に評価することができる（図⑥）．さらに，撮影領域を制限することで被曝量を少なくできる．ただし，意思疎通の可能な年齢でないと撮像が難しい．

<上顎前歯部の歯科用 CBCT 画像>

☆上顎前方部を打撲した患児．上顎左側側切歯歯根中央部に破折線を認める（矢印）．上顎両側中切歯口蓋部に切歯管（矢頭）を認める（図⑥）．

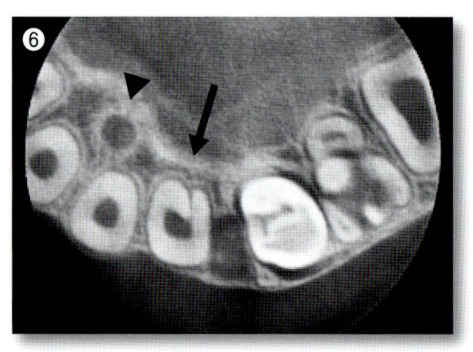

# Ⅱ 受診時の対応

## ● MRI 検査

　MRI 検査は，上下顎骨および周囲軟組織を3次元的に評価することができる．とくに，口腔領域の外傷により軟組織への炎症が顕著な場合に有効である（図⑦，⑧）．また，エックス線を用いないため被曝もない．ただし，撮像に時間がかかること，わずかな体動により画像評価が難しくなることが欠点である．

**＜下顎歯根レベルの MRI 画像＞**

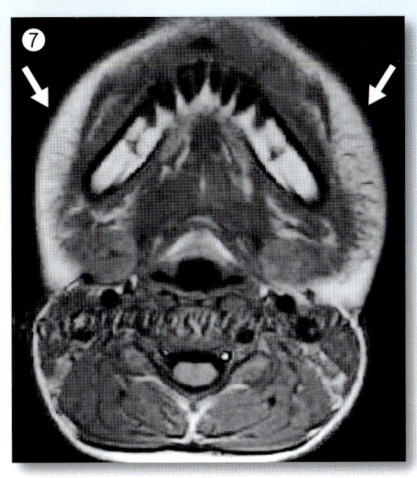
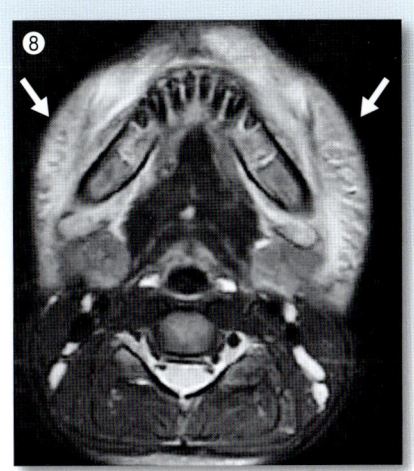

☆オトガイ部を打撲した患児．T1強調画像（図⑦）：オトガイ部および両側頬部皮下組織に信号変化，腫脹，不明瞭化および脂肪混濁を認める（矢印）．T2強調画像（図⑧）：オトガイおよび両側頬部皮下組織は，高信号を呈している（矢印）．炎症を示す所見である．

## ● 胸部エックス線検査

　脱落した歯が不明の場合，気道への迷入を確認する目的で胸部エックス線画像が必要なこともある．

**参考文献**
1) 日本外傷歯学会：歯の外傷治療のガイドライン．日外傷歯誌 8：116-120, 2012.
2) 森本泰宏，鬼頭慎司，松本（武田）忍，小田昌史，若杉（佐藤）奈緒，有住隆史，曽我富美雄，田中達朗：口腔・顎・顔面領域の外傷に対する画像検査．日外傷歯誌 6：1-9, 2010.
3) Matsumoto-Takeda S, Yamamoto N, Nishida I, Saeki K, Oda M, Yamauchi K, Miyamoto I, Tanaka T, Kito S, Wakasugi-Sato N, Seta Y, Shiiba S, Matsumoto Y, Yamashita Y, Maki K, Takahashi T, Morimoto Y.：Importance of magnetic resonance imaging for evaluation of a child with prominent swelling of the facial region after trauma: report of a case. Dent Traumatol 27:300-4, 2011.

# II-6　乳歯外傷による脱落歯の保存液

## 保存液の種類

　従来，脱落した乳歯を再植することは，後継永久歯の発育やスムーズな交換に悪影響を及ぼすことへの懸念から禁忌とされてきた．しかし近年の研究では絶対的禁忌ではないことが明らかとなりつつあり，審美的，機能的な面はもちろん，患児や保護者の心理的な面においても，条件が整えば再植を試みる価値は十分にあるものと考えられる．

　乳歯の再植においても永久歯の場合と同様，脱落歯の歯根膜組織を良好に保つことが，その予後を決定する非常に重要な要素となる．脱落歯をその場ですぐに歯槽窩に戻すのがもっとも理想的であるが，実際にはそのような処置ができる保護者はほとんど存在しないものと思われる．また歯の外傷は，同時に頭部へのダメージが懸念されることも多く，そちらのチェックや治療が優先されて歯科処置が後回しになるケースも少なくない．脱落から再植までの脱落歯保存液としては以下のようなものが挙げられる．

**1．歯の保存液**（ティースキーパー「ネオ」®，ネオ製薬工業：図①）
　塩化カリウム，塩化マグネシウム，塩化カルシウム，硫酸マグネシウムなどの無機塩類と浸透圧調整剤，糖類から構成され，24時間以上の歯根膜組織保存能を有している．また溶液自体の保存期間も長く（2年間），比較的手頃な価格で購入できるなど多くの特長を備えており，広く学校などに常備することも推奨される．図②〜⑤に歯の保存液を利用した脱落歯の保存処置について示す．

**2．牛乳**
　牛乳は生理的範囲内のpHを有し，歯根膜細胞の保存効果が生理食塩水や唾液よりも高いとされている．製品の品質に統一性がないことや脂肪分の問題，また異種タンパク質の反応を起こす可能性があり，再植歯の生着率の予知性に疑問が生じることも考えられるが，一般家庭で容易に入手できる点が歯の保存液としての大きなメリットといえる．

**3．生理食塩水**（等張食塩液）
　脱落した歯の保存液として長く使用されてきた，塩化ナトリウム0.9％を含む電解質溶液である．しかし，生理食塩水を歯の保存液として長時間使用した場合，置換性吸収（アンキローシス）が生じること，またヒト抜去歯を30分間生理食塩水に浸漬すると，歯根膜細胞が破壊され，細胞活性が失われることが報告されるなど，長時間にわたる歯の保存液としては十分ではないことが明らかとなりつつある．

## II 受診時の対応

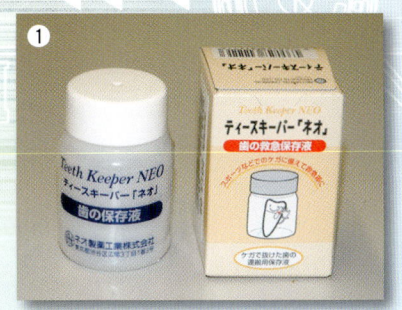
☆歯の保存液(ティースキーパー「ネオ」®)(図①).

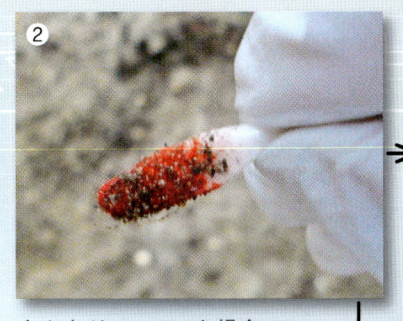
血や土がついていた場合

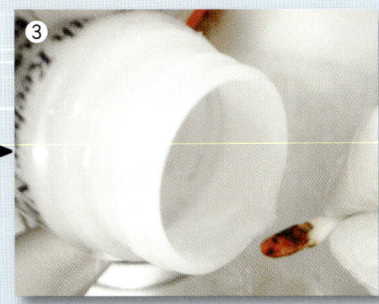
汚れている場合は少しかけて流す

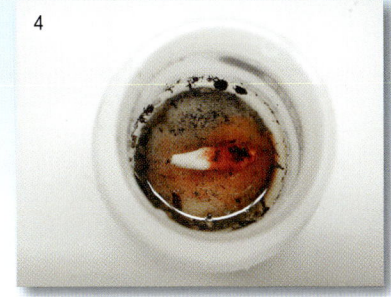
少しの汚れならそのまま保存液に

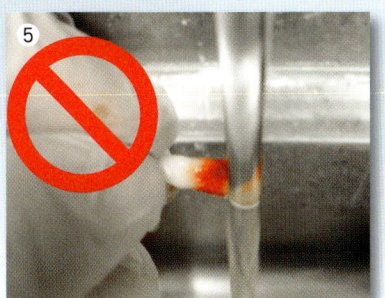
水道水で洗うことは禁忌

☆歯の保存液を利用した脱落歯の保存処置(図②〜⑤).

### 4．臓器保存液(UW液：Viaspan®，Dupan社)

UW液は肝臓や腎臓，膵臓などの臓器保存液として知られており，近年歯科分野においても48時間以上の歯根膜組織保存能を有することや，歯根膜細胞培養などの研究においてすぐれた成績が報告されている．しかしながらその性格上，高価で一般に入手しにくく，さらに溶液自体の保存期間も短いため，歯の保存液としてはあまり適当とは言い難いであろう．

### 5．唾液

脱落歯を口中に含むことで利用できるため利便性は高い．しかし浸透圧が歯根膜組織と比較して低張で長時間の保存には適さないため，手近に適切な保存液がない場合の応急的利用に限られる．

#### 参考文献
1) Andreasen JO, Andreasen FM. : Textbook and color atlas of traumatic injuries to the teeth. Munksgaad Copenhagen, 383-425, 1994.
2) 鈴木淳司，香西克之：乳歯再植の条件，木村光孝，高木裕三，香西克之，朝田芳信 編，乳歯列期における外傷歯の診断と治療．クインテッセンス出版，東京，48 - 49，2005．
3) 日本外傷歯学会：歯の外傷治療のガイドライン．日外傷歯誌 8：116 - 120，2012．
4) ネオ製薬HP．http://www.neo-dental.com/prdfs/etp/ts/tsfrm.htm．
5) 有田憲司：脱落歯の再植．歯科医療 22：64 - 71，2008．
6) 中川寛一，市之川 浩：脱落歯の保存と歯牙保存液についての考え方．The Quintessence 21：133 - 141，2002．

# II-7 乳歯外傷における他科との連携

## 歯科医師の役割

　一般的に，受傷が口腔顎顔面領域に限局している場合には，歯科医師が主治医となる．しかしながら，交通事故などによる顎骨骨折で救急搬送された患児の場合では，整形外科医が主治医となることも多く，その際の整復固定においては，治療終了後に正しい咬合状態が回復できるよう歯科医師が積極的に治療に加わることが望ましい．そのため，歯科医師は，口腔顎顔面領域の外傷治療における咬合機能回復の重要性を医師や国民に広くアピールする必要がある．

　逆に，一見，受傷が口腔顎顔面領域に限局しており，最初に歯科を受診した患児においても，現実には他科との連携が必要な症例が存在する．

　具体的には，
①主な受傷領域は口腔顎顔面領域であるが一部他の領域に外傷が達している場合
②患児が重大な基礎疾患を有しており，治療において当該疾患の主治医との連携を必要とする場合
③受傷後，患児が意識を喪失した場合（意識が回復した場合も含む）
が挙げられる．

　本項では，歯科領域の外傷における他科との連携について考える（表①）．

### ①主な受傷領域は口腔顎顔面領域であるが一部他の領域に外傷が達している場合

　視診により，軟組織裂傷，内出血などを確認し，エックス線写真により骨折，歯の破折などを検査・診断し，他科との連携の必要性の有無を検討する．口腔顎顔面部の外傷は審美的・機能的に治療が難しいため，術者が不安に感じた場合は口腔外科またはしかるべき医科の診療科に紹介することが望ましい．

### ②患児が重大な基礎疾患を有しており，治療において当該疾患の主治医との連携を必要とする場合

　具体的には，「外科処置を行うにあたり注意を要する疾患」について留意するとよい．

＜血友病，血小板減少性紫斑病など＞

　凝固系に異常を有する患児の場合は，止血が困難なことがある．外傷の処置の基本はまず止血であるため，止血が困難な場合はまず医科に搬送するべきである．

＜糖尿病，心疾患＞

　糖尿病や心疾患を有する患児は感染に十分注意が必要である．また，糖尿病の患児は創傷治癒が遅延する．したがって，これらの基礎疾患を有する患児の外傷の処置においては主治医との連携が必要である．

☆表① 口腔顎顔面領域の外傷における他科との連携

| 初診科 | 歯科 | 歯科 | 外科, 整形外科など | 歯科 | 歯科 |
|---|---|---|---|---|---|
| 外傷の範囲 | 口腔顎顔面部 | 口腔顎顔面部が中心だがその他の領域にも及ぶ受傷 | 広範囲に及ぶが咬合に影響を与える受傷 | 口腔顎顔面部 | 口腔顎顔面部 |
| 基礎疾患 | (−) | (−), (+) | (−), (+) | (+) | (−), (+) |
| 意識の喪失 | (−) | (−) | (−) | (−) | (+) |
| 診療担当科 | 歯科 | 歯科＋外科, 整形外科など | 外科, 整形外科など＋歯科 | 歯科＋基礎疾患を治療している診療科 | 脳外科, 脳神経外科 脳に異常がなければ歯科 |

＜その他の注意点＞

　外傷で来院される患者さんは，患児本人のみならず，保護者も少なからず動揺していることが多い．全身疾患に関わる重要な情報は，診察前に保護者から得るのが基本であるが，保護者が動揺してしまっている場合には，正確な情報が得られないことが多いため，その場合には保護者を患児から分離して，静かな部屋で落ち着いて話を聞くことが重要である．また，保育園，幼稚園，小学校などで受傷した場合には，教師や保健の先生が付き添いで来院することがある．この場合には患児の既往歴の把握が難しいため，必ず保護者に連絡を取り，正確な情報を得ることが必須である．また，保護者が勝手に患児の既往歴と歯科との関係性を独断で割愛してしまい，歯科医師に正確な情報を提供してくれないこともある．したがって，患児の既往歴を聞く際には，ある程度，具体的な病名を挙げて聞き出すことが重要である．

③受傷後，患児が意識を喪失した場合（意識が回復した場合も含む）

　口腔顎顔面部を強打した患児は，強大な外傷力により脳内出血をきたしている可能性がある．したがって，受傷後短時間でも意識の喪失が認められた場合はCTなどにより脳の状態を確認する必要がある．

　近年，小児虐待が社会問題となっている．歯科でもっとも多く遭遇する虐待はネグレクトであるが，暴行の結果，口腔顎顔面部に外傷を負う小児も皆無ではない．虐待が疑われる場合，児童相談所などに通報することが「児童虐待の防止等に関する法律」で義務付けられており，公的機関との連携も必要な場合がある．

**参考文献**

1）前田隆秀，朝田芳信，木本茂成，田中光郎，土屋友幸，宮沢裕夫，渡部　茂：小児の口腔科学 第2版．学建書院，東京，288–289，2009．

# II-8　乳歯外傷の保護者への説明責任

## はじめに

　乳歯の外傷に際して，医療者が保護者に説明を行う機会は多く存在する．受傷後に来院した時点から，処置後の経過観察に至るまで，さまざまな場面で保護者への説明が必要となる．受傷時には，歯の破折や脱臼，軟組織からの出血などで保護者は精神的に動揺したり不安を感じているため，保護者の精神状態に配慮した対応が望まれる．家庭でのケアの方法や，後継永久歯を含めた予後の見方などに関する説明は，緊急処置が終わって子どもと保護者が落ち着きを取り戻した後に行うとよい．ここでは，診療の流れに沿って説明の要点を述べたい．

## 乳歯外傷を主訴とした来院時

　乳歯の外傷は，転倒や衝突，転落などによって生じやすい．とくに転落の場合などは，身体の他の部位にも受傷していることがあるため，子どもの意識状態や反応などを確認し，問題がありそうなら医科の専門診療科への受診を勧める．また，保護者は口腔領域の外傷による出血などで気が動転していることが多いため，冷静な対応と優しい言葉がけで保護者を落ち着かせて，受傷時の状況や来院までの経過を聞く必要がある．診察・検査にあたっては，低年齢児では協力性が期待できないため，口腔内検査やエックス線検査に際して身体の抑制もやむを得ないことを説明し，同意を得る．とくにエックス線検査は，受傷歯の歯根破折や歯槽骨の骨折，後継永久歯との関係などを診断するうえで必須のものであることをよく説明する必要がある．診察・検査の結果から診断と必要な処置の説明をして保護者の同意を得る際には，エックス線写真やイラストなど視覚素材を加えて，保護者が理解しやすいように説明することが重要である．とくに治療法にいくつかの選択肢がある場合は，医療側からの提案をただ受け入れたというより，保護者が納得して選択したと思えるように，治療法などもわかりやすく説明することが大切である．

　歯冠破折の場合は，軽度ならそのまま修復するが，露髄があるときは歯髄処置を行って経過をみてから歯冠修復することを説明する．エックス線写真で歯根破折がみられたときは，破折の部位によって歯の保存の可否や処置内容が異なることなどを説明する必要がある．歯の脱臼の場合は，歯の側方転位や挺出では整復・固定が必要であるが，陥入の場合は自然な再萌出を期待して経過観察することが多いことを説明する．固定の方法や期間などについても，事前に説明しておく必要がある．処置後にも，要点を再確認するとともに，受傷した乳歯に関する家庭での注意点（食事や口腔ケア，服薬，含嗽剤・軟膏の使用など）について説明し，受傷部位の安静と清潔を保つ必要性を十分理解してもらう．

## 予後および経過観察の必要性に関する説明

　受傷後に起こりうる乳歯の病態変化や後継永久歯への影響については，初診時に説明する必要性は少ない．緊急処置が終わって，口腔内の状態が落ち着いた段階で（保護者の精神的動揺も収まった段階で），改めて予測される乳歯の予後変化や永久歯への影響について説明し，できれば後継永久歯への交換時期までの定期観察が望ましいことを説明する．

　受傷乳歯の病的変化としては，歯髄の炎症により歯の変色が起こることがあり，さらに歯髄が歯髄壊死などにより失活すると変色が回復しないことなどを説明し，歯の色調に注意してもらう．時には感染により歯肉の発赤・腫脹や歯肉膿瘍（図①）を形成することもある．歯髄・根管処置や抜歯が必要になることもあるので，定期受診の必要性や症状が発現したときは，すぐ受診するよう説明をしておいたほうがよい．

　後継永久歯への影響については，エナメル質の白斑や着色，減形成などが比較的起こりやすいことや，外傷による歯胚の位置や方向の異常から永久歯の萌出遅延や萌出方向の異常が起こる可能性があること，失活した受傷乳歯の生理的歯根吸収が妨げられると後継永久歯の萌出障害が起こること（図②）などを説明し，定期観察の重要性をよく説明する．ただし，このような永久歯の萌出異常も，早期に発見して適切な対応・治療を行うことで解決が図れることも説明して，保護者の不安を軽減させることも大切である．

＜症例1：6歳5か月児＞
☆外傷後に軽度の変色を呈した乳歯が，交換期になり歯肉膿瘍を形成した症例（図①）．

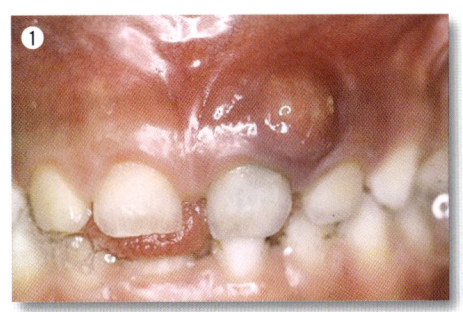

＜症例2：7歳4か月児＞
☆外傷により変色した乳歯が晩期残存して，後継永久歯の萌出遅延を生じた症例（図②）．

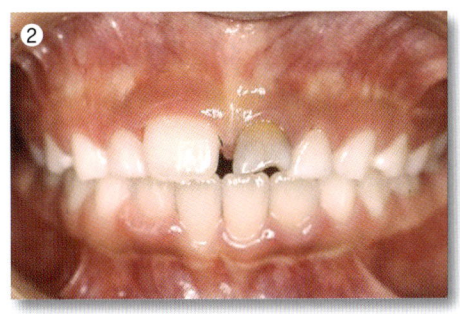

# II-9　小児の軟組織損傷時の対応

## ● 軟組織損傷

### 1．背景
　口腔周囲は露出部位であり，皮膚と粘膜の境界部を持ち，歯および骨などの硬組織および唾液腺とも近接する複雑な部分である．口腔は，発音，摂食，咀嚼，嚥下の多くの機能を担っており，また審美的な面にも大きな役割を有している．小児における口腔軟組織には，機械的損傷，温熱的損傷，化学的損傷，電気的損傷などが認められる．このうち機械的損傷が大部分を占め，転倒，転落，衝突などが多く，交通事故などによるものも少なくない．また，歯科治療後の咬傷も，小児には認められる．

### 2．特徴
　受傷部の血液が唾液と混じるため，著しい出血に見えてしまうことが多く，また受傷部は腫脹しやすく，予想以上に腫脹する場合も少なくない．受傷による疼痛もあり，食事，会話など日常生活に，機能的および審美的な面から，大きな影響を及ぼす．以上のことより，来院した時点で，本人ならびに保護者は精神的に不安定な状態にあることが多い．
　また，歯および歯周組織の外傷と合併して生じることが多い．

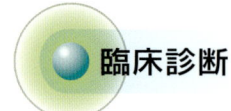

## ● 臨床診断

### 1．状態の把握
- 受傷部位（止血により受傷部位の確認）
- 創部の状態（創部の大きさ，深さ，創の種類）
- 自覚症状（疼痛，知覚異常，咬合異常，運動障害，変形などの有無と程度，範囲）
- 受傷状況（いつ，どこで，どのように，原因は何）
- その他の部位の受傷の有無の確認

### 2．創の分類
#### （1）裂傷
　一般的な傷であり，表皮の局所的な断裂が認められる．創部の大きさ，深さなどによっては，縫合の必要性がある．出血が認められる（図①およびp.78の図①，p.79の図④，⑤，p.82の図⑬参照）．

## Ⅱ　受診時の対応

### （2）挫傷
鈍的に強い力が加わることによる軟組織の挫滅が起こるもの．腫脹，内出血が認められる（図②，③およびp.80の図⑦〜⑨，p.82の図⑫参照）．

### （3）擦過傷
粘膜上皮が剥離されるため疼痛が著しい．出血は少ない．受傷状態によっては，異物が付着または埋入することがあり，注意が必要である（図④およびp.81の図⑩，⑪参照）．

＜歯肉の裂傷：来院時＞
☆転倒による外傷．A̲唇側辺縁歯肉は裂けており，歯肉の一部が脱落している（図①）．

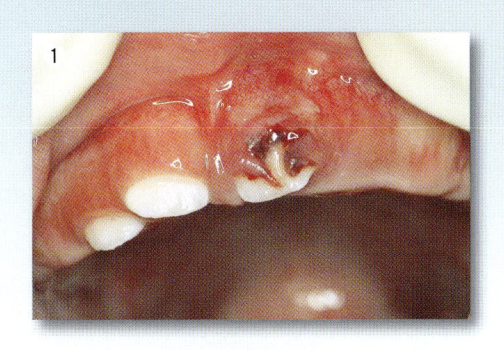

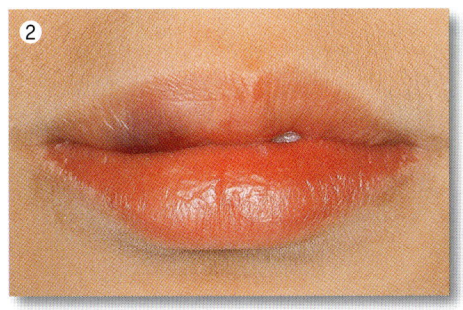

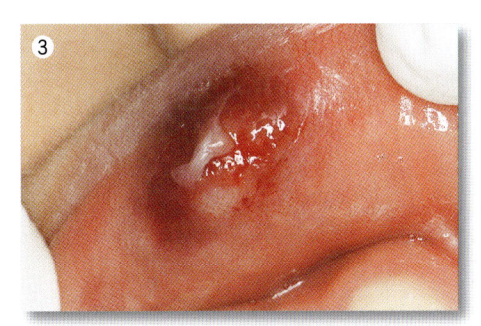

＜上口唇の挫傷：来院時＞
☆友だちとの衝突による外傷．上口唇右側部に腫脹が認められる（図②）．
☆口唇内面の創部は，腫脹し内出血が認められる（図③）．

＜オトガイ部の擦過傷：来院時＞
☆遊具から転落による外傷．オトガイ部から下口唇に及ぶ広範囲の擦過傷で，皮膚の一部が剥離している（図④）．

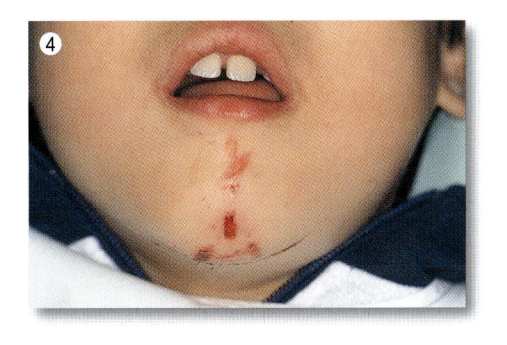

⇒次頁へつづく

# II-9　小児の軟組織損傷時の対応（つづき）

## 治療方針

　受傷部位，創部の状況，損傷の程度，受傷状況などにより，それぞれ処置法は異なる．得られた情報から導き出された臨床診断を基準として，治療方針を立てる．確実な止血，縫合，創部の保護，感染の予防が基本となるが，縫合，異物の除去については必要な場合にのみ行う．

　患児および保護者を落ち着かせることが重要であり，それを意図して，創部の状態とどのような処置になるか説明を行い，患児および保護者の了解を得てから治療に入る．

## 基本的な治療の流れ

### 1．創部周囲の洗浄と消毒

　創および創周囲表面の汚染物や血餅を生理食塩水などで洗浄，除去し，希ヨードチンキなどを用いて消毒をする．

### 2．麻酔

　創部の異物除去や縫合などが必要な処置では，表面麻酔を行った後，浸潤麻酔を行う．主に1％あるいは2％キシロカイン－E（8万分の1エピネフリン添加）が用いられる．創部の状態を把握して，麻酔液の創部からの漏れがないように注意して行う．

### 3．創部の洗浄と異物除去，消毒

　無痛状態で，創内の洗浄，異物除去を行う．とくに創部に付着，埋入した異物の除去は入念に行う必要がある．異物の残存などによる外傷性入れ墨（traumatic tattoo）は，あとの問題になることが多いためである．洗浄および異物の除去の後，再度，創部の状態を注意深く観察し，創がどこまで及んでいるかを確認し，創内を消毒する．

### 4．止血

　圧迫止血を基本とするが，十分な効果が得られないときは，創の縫合を行う．また，必要に応じて動静脈に対する縫合や電気メスによる止血を行う場合もある．

## 5．デブリードマン（挫滅壊死組織除去）

創面，創縁に存在する遊離あるいは血行不全になった辺縁組織（挫滅壊死組織になると判断された組織）は，創部の感染などの原因になり創傷治癒を障害するため除去する．

## 6．縫合

創縁を丁寧に合わせ，死腔を作らないように注意して，縫合により創部を閉鎖する．基本的には，非吸収性の縫合糸を用いるが，低年齢児では，抜糸操作自体が困難になる場合がある．このような場合は，吸収性縫合糸を使用する．組織欠損や複雑裂傷のような場合は，縫合による強い緊張や変形を生じることがあり，その緩和のため皮下剥離（undermining）や減張切開を行う．顔面（皮膚）の縫合では，審美的問題が生じやすいため，状態によっては，止血までを行い，もしくは仮縫合の状態で，二次医療機関へ転送する．

## 7．軟膏塗布および投薬

最後に再度創部の消毒を行い，損傷部に抗菌薬軟膏を塗布し，創の保護，創の感染防止を行う．また，創の感染を予防する目的で，抗菌薬を投薬する．

## 8．抜糸〜経過観察

およそ7日で抜糸ができる．抜糸前に縫合部を消毒し，抜糸後再度消毒を行う．小児の場合，抜糸時に体動を示す場合が多いので，慎重に行う必要がある．必要に応じて，介助者による徒手抑制を行う．

縫合した部分が連続性を有しているか確認し，経過観察を行っていく．この経過観察では，機能的な治癒（創部を含めた円滑な動き），感覚的な治癒（痺れ，違和感，動きに関する障害）について，詳細に調べる必要がある．
（⇒詳細は p.83の「小児の軟組織損傷の予後」を参照）

# III-1　乳歯の不完全破折（亀裂）

## はじめに

　乳歯の外傷は1歳から3歳の小児に多い．この時期の小児は歩き始めるが，歩行がそれほど安定せずよちよち歩きで転倒しやすい状況である．原因は転倒，衝突，転落の順に多く，周囲の環境の変化も見過ごせない．たとえば屋内は，昔のように畳の部屋が多いと転倒し歯を打撲しても傷害は大きくなかったが，最近はフローリングの部屋が増加したり，椅子やベッドなど高低差があるなど低年齢の小児にとって転倒，転落しやすく，顔面を打撲しやすい状況にある．また，屋外では昔のような土や砂の地面が少なくなり，硬い素材で舗装されているため，歯をより強打しやすい環境となっている．さらには近年の小児の運動能力低下により，転倒したときに反射的に手をつくことができないなどの運動機能の発達の問題も考えられる．

　乳歯外傷の好発部位は上顎前歯がもっとも多い．しかも，指しゃぶりやおしゃぶりの使用で，上顎前歯が突出している場合にとくに打撲する傾向が強いのはいうまでもない．また，乳歯の場合周囲の歯槽骨がやわらかいため，脱臼が破折より多い．しかし乳歯でも歯根が完成した後は，破折が起こりやすいという傾向もある．

　外傷の診査・診断は，受傷から初期治療までの経過時間がその予後を左右するため，その診察と検査は短時間でしかも正確に行うことが要求される．まずはじめに，かわいいわが子に怪我をさせたという責任感から，不安定な精神状態に落ち込んでいる母親にも配慮しながら受傷状況を問診する．乳幼児では頭頸部もしくは全身の外傷も考えられるため口腔領域以外の身体に受傷がないかを確認することは，生命にも関係する場合があるため重要である．もし失神や嘔吐などの症状があれば，先に専門の医科への受診を促す．屋外での受傷であれば感染，汚染の可能性も考えられる．受傷から来院までの経過時間が長いほうが感染の可能性が高く，予後に影響する．初診患児であれば，既往歴，局所麻酔の経験，喘息，アレルギー，出血性素因の有無なども母子手帳などを利用しながら聞くとよい．歯冠破折，亀裂，露髄，変色，位置異常，咬合関係など，歯および歯列の状態を診査する．その際，実質欠損がない場合でもエナメル質に亀裂を生じている場合もあるため，光照射器なども利用して診査する．

## 歯冠破折の分類

歯冠破折
- 1）不完全破折（亀裂）
- 2）完全破折
  - ・エナメル質に限局した破折
  - ・象牙質に限局した破折
  - ・露髄を伴う破折

III 治療法の実際

## ● 不完全破折(亀裂)への対応

　乳歯の実質欠損を伴わないエナメル質の不完全な破折を亀裂と呼ぶ(図①, ②).歯面に亀裂が生じた場合は,亀裂部にフロアブルレジンを充填し封鎖する.または近年発売になったナノシール®(図③)を亀裂部に塗布する.ナノシールは,象牙質・エナメル質などの歯質に触れると瞬時に耐酸性ナノ粒子層(厚み：約1μm)を形成するため,塗布のみですぐに亀裂を封鎖し,知覚過敏などの症状も抑制することができる[1].

　歯面の亀裂を放置すると,将来歯髄への影響も考えられるので,初診時に注意深く診査することが大切である.

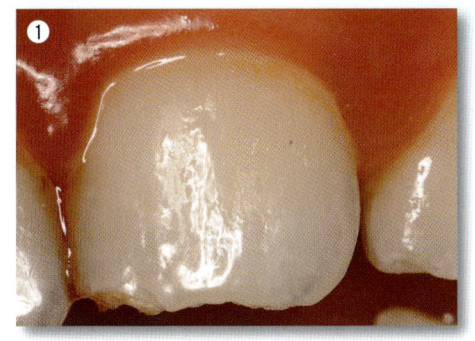

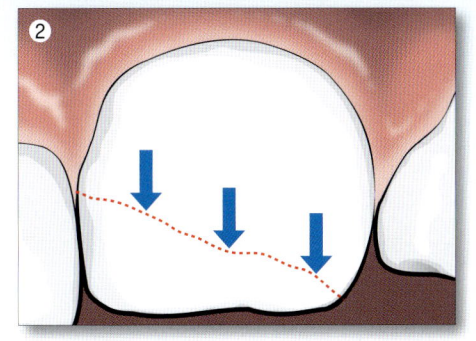

＜症例：亀裂＞

☆4歳の男児.鉄棒に前歯部を打撲し,近心隅角部の破折を主訴に来院.矢印部に亀裂を認める(図①,②).

＜知覚過敏抑制剤＞

☆ナノシール®(日本歯科薬品株式会社製：図③).左：フルオロアルミノシリケートガラス分散液.右：リン酸水溶液.

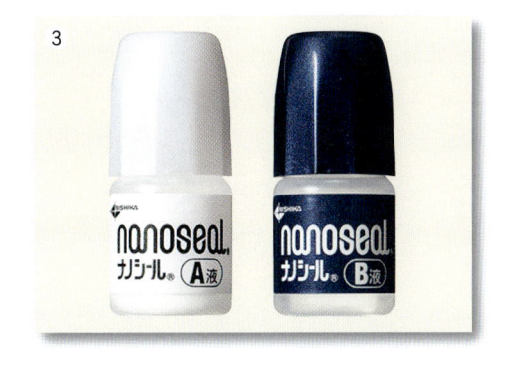

**参考文献**

1) 韓臨麟,石﨑裕子,福島正義,興地隆史：試作フッ化物含有歯面コート材に関する研究－エナメル質,象牙質の表面性状に与える影響について－.日歯保存誌 55：53－59, 2012.

III-1 乳歯の不完全破折(亀裂)　039

# III-2 乳歯の露髄を伴わない歯冠破折

## 処置法

　歯の外傷は小児歯科臨床でしばしば遭遇するものであり，歯周組織や歯の硬組織，歯髄などが同時に損傷されるのが特徴である．乳歯外傷の好発部位は上顎切歯部，とくに乳中切歯でもっとも多く，70％以上を占める．また好発年齢は1〜3歳の低年齢児である．受傷様式については，乳歯列期の外傷では歯槽骨が弾性に富んでいるため，歯の脱臼が多く，永久歯にみられる歯冠破折は相対的に少ない．破折の形態は，外力の強さや方向によって縦破折，横破折，斜破折などさまざまである．また露髄を伴わない歯冠破折にも，明らかな破折はないが歯の表面に亀裂が生じているもの，エナメル質に限局しているもの，象牙質にまで及ぶものなどがみられる．

　歯の損傷についての分類は，歯冠破折では破折が臨床的歯冠部のみに限局されるものを指し，不完全破折（図①，②のa），露髄を伴わない歯冠破折（図①のb），露髄を伴う歯冠破折（図②のc）の3つに分類される．その中でも不完全破折（亀裂）は実質欠損を伴わないエナメル質の不完全な破折であり，エナメル質表面に亀裂を認める．また露髄を伴わない歯冠破折は，歯髄には達しないエナメル質・象牙質の実質欠損であり，破折面のエンドドンティックメーター値は32未満を示す．

　歯の外傷では，歯冠破折のみに見える場合でも，歯髄や歯周組織も損傷を受けていることも多い．つまり，受傷時に加わる外力は歯と歯周組織のいずれにも損傷を与える危険性がある．乳歯の外傷の治療は，患児が低年齢であることが多く，治療に協力が得られないことも考慮して治療方針を決定しなければならない．また歯冠破折と同時に動揺を伴ったり，異物が軟組織内に迷入することもあるので，注意深く観察することが必要である．さらには，後から萌出してくる後継永久歯の保全を考慮するということが重要である．

**(1)不完全破折（亀裂）**

　亀裂周辺のエナメル質表面を接着性レジンにてレジンコーティングする．術後，冷水に対して違和感が生じることもある．

**(2)破折がエナメル質に限局している場合**（症例1, 2）

　軽度の場合は，ホワイトポイントなどを用いて，鋭利な破折部辺縁を削合し丸める．破折部が広範囲の場合は，コンポジットレジンなどを用いて歯冠修復を行う．

**(3)破折が象牙質に及んでいる場合**（症例3）

　接着性レジンやコンポジットレジンなどを用いて歯冠修復を行う．必要に応じて間接覆髄法を施す．隅角部も含むような破折の場合は，クラウンフォームを用いると形態の付与が比較的容易となる．破折した歯冠片は，接着性レジンを用いて接着することもある．破折片を用いる修復の場合，破折片にベベルを形成してコンポジットレジンを充填する．また歯冠破折歯に動揺や歯肉出血がみられる場合は，それらが治まるのを待ってから歯冠修復を行うのが望ましい．

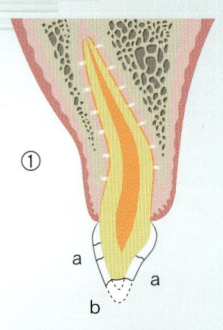

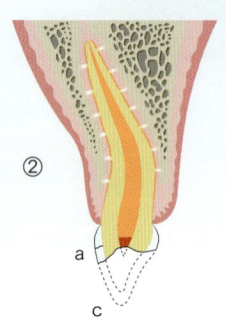

☆歯の外傷の分類.

III 治療法の実際

<症例1：エナメル質に限局している歯冠破折>

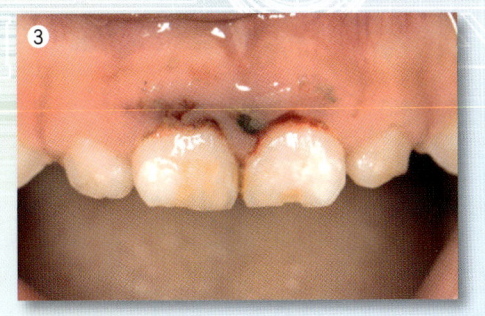

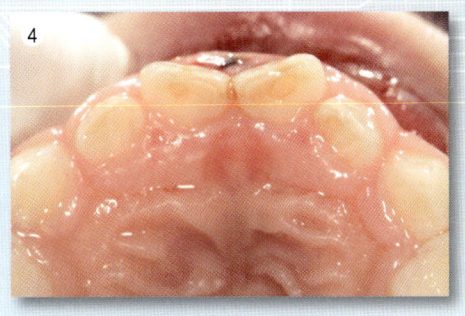

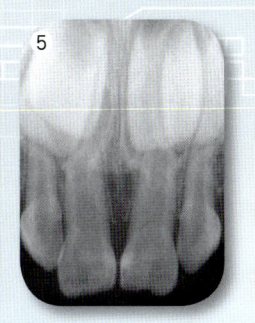

☆歯肉には裂傷と異物の迷入も認められる（図③〜⑤）（図④：ミラー像）．

<症例2：歯冠破折（エナメル質に限局）の歯冠修復>

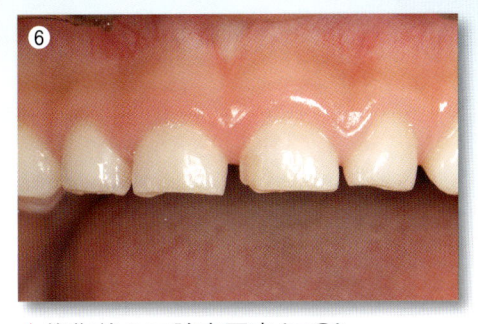

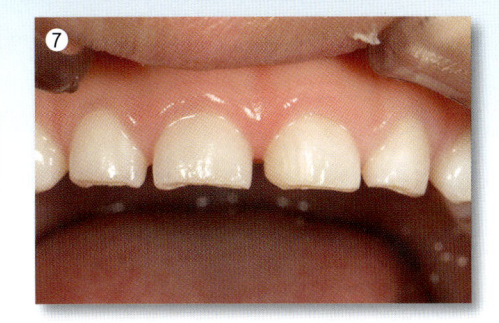

☆修復前の口腔内写真（図⑥）．
☆修復後の口腔内写真（図⑦）．

<症例3：象牙質にまで及んでいる歯冠破折>

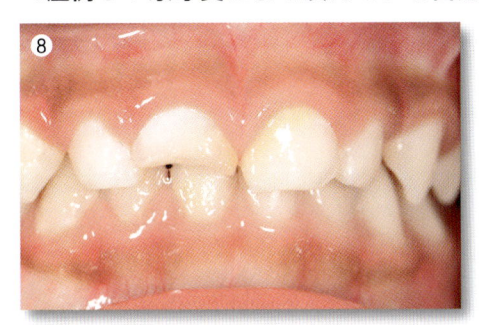

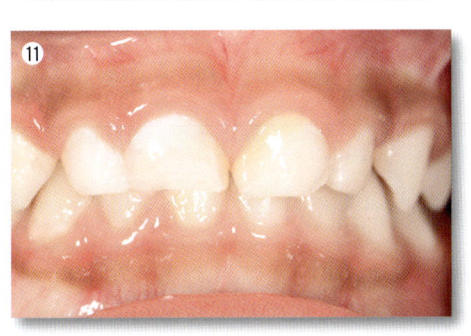

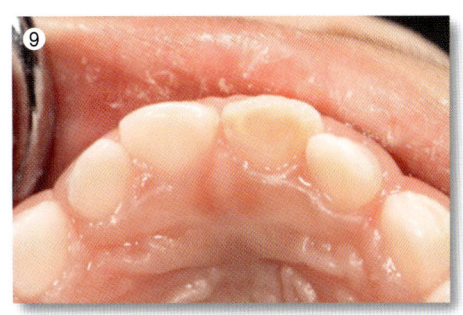

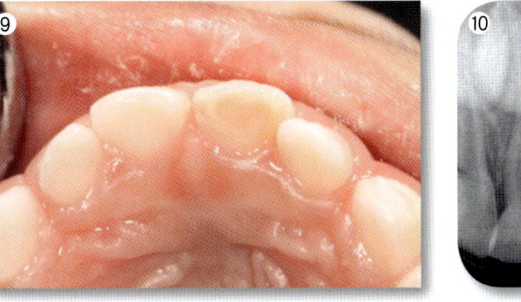

☆クラウンフォームを用いてコンポジットレジン修復を行った．
☆受傷時の口腔内写真（図⑧〜⑩）（図⑨：ミラー像）．
☆修復後の口腔内写真（図⑪）．

III-2 乳歯の露髄を伴わない歯冠破折　041

# III-3　乳歯の歯冠破折の接着材料と使用法

## 材料と方法

　本章では，歯冠破折処置の接着材として不可欠なレジンセメント（以後，RC）の基礎的な性質を理解し，その結果を日常の臨床に反映してほしいため記した．小児歯科臨床でレジン系接着材料（今回はレジンセメントに主眼をおいて）を使用する頻度はきわめて高い．しかし，乳歯や幼若永久歯に多様されているレジン系接着材料ではあるが，商品開発側としては石灰化終了後の成熟永久歯であり，乳歯に対する配慮は皆無である．乳歯と永久歯間の接着機構の差に関して曖昧なため，成熟永久歯に対する使用法をそのまま乳歯に応用しているのが現状である[1]．RCは，審美修復処置の普及に伴い，セメント自身が接着能を有する自己接着性レジンセメント（以後，SARC）とSelf-etched bonding systemを導入した接着性レジンセメント（以後，ARC）が広く普及している．今回はこのRC2種を使用して，硬化（光照射）直後と1日間水中浸漬後の歯質（エナメル質および象牙質）に対するせん断接着強さおよび曲げ強さを測定，その結果から使用時の注意点をアドバイスする．

＜材料＞
　実験に使用したRC17種（SARC 9種，ARC 8種），およびARC付属の被着面処理材とその手順を表示した（表①）．

☆表①　使用した合着用セメントとその処理方法

| 分類 | 合着用セメント＋歯質の処理方法 | 製造メーカー，国 |
| --- | --- | --- |
| 自己接着性レジンセメント | RelyX Unicem 2 Clicker | 3M Deutschland GmbH, Germany |
| | RelyX Unicem 2 Automix | 3M Deutschland GmbH, Germany |
| | RelyX Unicem Aplicap | 3M Deutschland GmbH, Germany |
| | RelyX Unicem Clicker | 3M Deutschland GmbH, Germany |
| | Clearfil SA Luting | Kuraray Noritake Dental, Japan |
| | Mulitilink Sprint | Ivoclar Vivadent, Liechtenstein |
| | Smart Cem II | Dentsply/Caulk, USA |
| | G-Cem Capsule | GC, Japan |
| | MAXCEM | Kerr, USA |
| 接着性レジンセメント＋歯質処理材，歯質の処理方法 | LINKMAX + Self-Etching Primer<br>Self-Etching Primer（30 sec）− 乾燥 | GC, Japan |
| | ResiCem + Primer A + B<br>Primer（20 s）− 乾燥 | Shofu, Japan |
| | Chemiace II + Treating Agent（Green）<br>Treating Agent（10 s）− 水洗後，乾燥 | Sun Medical, Japan |
| | Bistite II + Primer 1 + 2<br>Primer 1（30 s）− 乾燥 − Primer 2（20 s）− 乾燥 | Tokuyama Dental, Japan |
| | PanaviaF 2.0 + ED Primer II<br>ED Primer（30 s）− 乾燥 | Kuraray Noritake Dental, Japan |
| | Clearfil Esthetic Cement + ED Primer II<br>ED Primer（30 s）− 乾燥 | Kuraray Noritake Dental, Japan |
| | Mulitilink Automix + Primer A + B<br>Primer A + B（エナメル質：30 s, 象牙質：15 s）− 乾燥 | Ivoclar Vivadent, Liechtenstein |
| | Variolink II + ExciTE F<br>エッチング（両歯質：15 s）− ExciTE F（10 s）− 乾燥 | Ivoclar Vivadent, Liechtenstein |

# III 治療法の実際

**<方法>**

**(1) 歯質に対するせん断接着強さ**

　被着体の調製および接着強さ測定用試験体の作製を図①に示した．歯質は，矯正治療のため便宜抜去後1～2か月以内のヒト小臼歯(4℃蒸留水中保存)を使用した．被着面上にテフロン® モールドを固定してモールド内に練和したセメント泥を充填し，あらかじめ作製しておいたレジンインレー体(Z250, 3 M ESPE, USA)を圧接，RCはメーカー指示に沿って練和後，20秒間光照射(光照射器, New Light VL-II, GC)して硬化させ，直ちに測定した条件と，1日間37℃蒸留水中浸漬に測定した条件とした(図②)．測定後の破断面は，実体顕微鏡で観察し，剥離破壊，混合破壊および凝集破壊に分類し(図③)，混合破壊と凝集破壊の合計を記した．

　なお，本実験に使用したヒト小臼歯は，本学倫理委員会(課題名：歯質への接着性レジンの接着機構の解明)で承認を受けた．

**(2) 曲げ強さ**

　CRの曲げ強さは，光照射直後および1日間37℃蒸留水中浸漬後について測定した(図④)．

⇒次頁へつづく

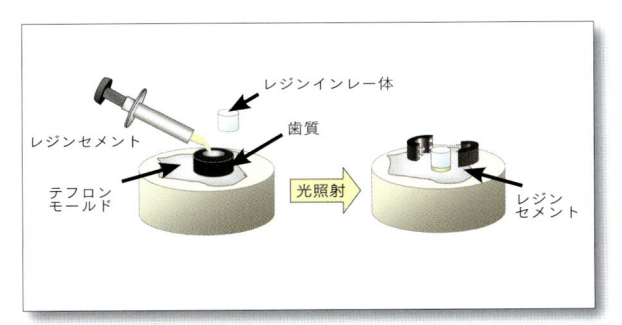

☆せん断接着強さ測定用試料作製(図①)．

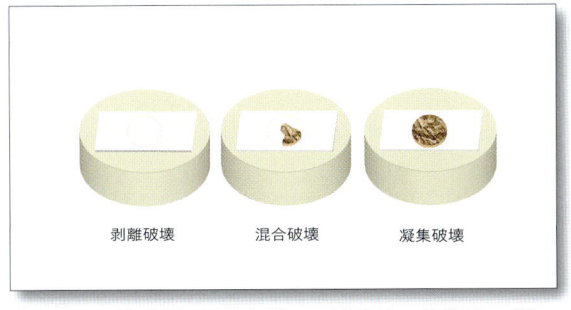

☆せん断接着強さ測定後の破断面の分類(図③)．

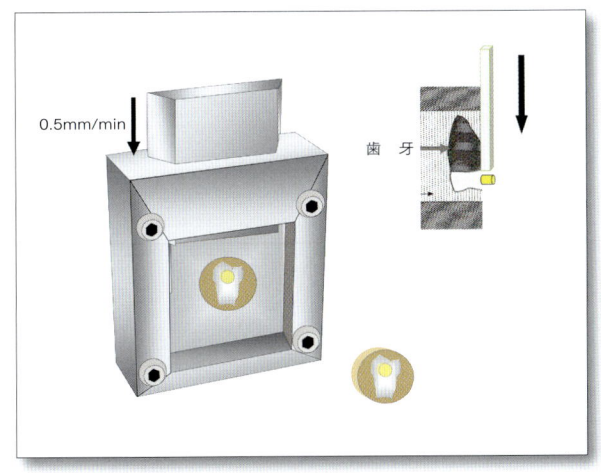

☆せん断接着強さの測定(図②)．

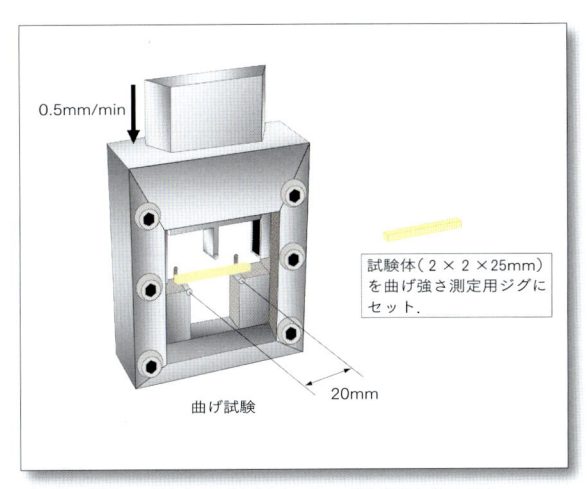

☆曲げ強さ測定用試料とその測定法(図④)．

# Ⅲ-3 乳歯の歯冠破折の接着材料と使用法（つづき）

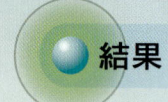

## ● 結果

　光照射直後と水中浸漬1日後のヒトエナメル質に対するせん断接着強さおよび混合破壊と凝集破壊の合計数の結果を示した（表②，以前報告の結果[2]と最近の結果を掲示）．すべてのSARCおよびARCともに1日後のほうが有意に高い値を示した（RelyX Unicem Clicker以外）．SARCとARCを比較するとARCのほうが直後と1日後の両方で高い値を示した．混合破壊と凝集破壊の合計数においては，SARCとARCを比較するとARCのほうが比較的多く，ほとんどこの破壊像を示した．

　光照射直後と水中浸漬1日後のヒト象牙質に対するせん断接着強さおよび混合破壊と凝集破壊の合計数の結果を示した（表③，以前報告の結果[2]と最近の結果を掲示）．すべてのSARCおよびほとんどのARCにおいて1日後のほうが有意に高い値を示した．SARCとARCを比較するとARCのほうが直後と1日後の両方で高い値を示した．対エナメル質の値と比較すると全般的にエナメル質のほうが比較的高い値を示し，ARCのほうがこの傾向は著明であった．混合破壊と凝集破壊の合計数は，対エナメル質とは異なりSARCとARCの差はみられず，ほぼすべての破断面においてこの範疇であった．

☆表②　エナメル質に対する接着強さ（MPa）

| 合着用セメント | 硬化直後 平均値（標準偏差, Fail） | 1日後 | 両者の比較[a] |
|---|---|---|---|
| <自己接着性レジンセメント> | | | |
| RelyX Unicem 2 Clicker | 7.9 (2.1, 6) | 9.7 (3.1, 7) | NS |
| RelyX Unicem 2 Automix | 5.2 (1.1, 3) | 8.9 (2.9, 7) | S |
| RelyX Unicem Aplicap | 7.2 (1.8, 7) | 12.4 (3.5, 7) | S |
| RelyX Unicem Clicker | 6.4 (1.9, 8) | 7.2 (1.1, 5) | NS |
| Clearfil SA Luting | 4.3 (1.2, 4) | 9.3 (1.8, 5) | S |
| Mulitilink Sprint | 7.2 (1.9, 8) | 10.5 (2.8, 5) | S |
| Smart Cem II | 3.7 (0.8, 5) | 6.5 (1.3, 5) | S |
| G-Cem Capsule | 5.6 (2.2, 7) | 9.7 (2.7, 10) | S |
| MAXCEM | 5.9 (1.2, 10) | 9.6 (2.8, 10) | S |
| <接着性レジンセメント> | | | |
| LINKMAX | 10.7 (2.7, 9) | 16.6 (4.7, 10) | S |
| ResiCem | 14.4 (4.0, 9) | 20.1 (5.4, 10) | S |
| Chemiace II | 11.9 (3.1, 10) | 17.4 (3.7, 10) | S |
| Bistite II | 19.4 (3.4, 10) | 23.9 (5.0, 10) | S |
| PanaviaF 2.0 | 9.8 (1.6, 10) | 13.7 (4.8, 10) | S |
| Clearfil Esthetic Cement | 10.8 (2.2, 10) | 17.0 (4.0, 10) | S |
| Multilink Automix | 11.8 (3.7, 9) | 15.7 (3.4, 10) | S |
| Variolink II | 16.0 (4.0, 10) | 25.6 (4.7, 10) | S |

Fail：混合破壊＋凝集破壊（N=10）．
[a]：t-Testによる有意差検定（S：有意差あり，NS：有意差なし）．

☆表③　象牙質に対する接着強さ（MPa）

| 合着用セメント | 硬化直後 平均値（標準偏差, Fail） | 1日後 | 両者の比較[a] |
|---|---|---|---|
| <自己接着性レジンセメント> | | | |
| RelyX Unicem 2 Clicker | 9.5 (3.1, 10) | 11.6 (3.5, 10) | NS |
| RelyX Unicem 2 Automix | 9.6 (2.4, 10) | 11.1 (2.8, 10) | S |
| RelyX Unicem Aplicap | 8.4 (2.6, 10) | 16.2 (1.9, 10) | S |
| RelyX Unicem Clicker | 6.0 (1.7, 10) | 8.4 (1.4, 10) | S |
| Clearfil SA Luting | 4.3 (1.4, 10) | 8.5 (1.5, 10) | S |
| Mulitilink Sprint | 5.6 (1.4, 9) | 9.8 (2.5, 9) | S |
| Smart Cem II | 3.6 (1.2, 10) | 5.6 (1.0, 10) | S |
| G-Cem Capsule | 5.5 (1.4, 10) | 8.6 (2.0, 10) | S |
| MAXCEM | 3.9 (1.0, 10) | 6.1 (0.8, 10) | S |
| <接着性レジンセメント> | | | |
| LINKMAX | 11.2 (2.1, 10) | 15.5 (2.6, 10) | S |
| ResiCem | 10.8 (4.0, 8) | 16.8 (4.0, 8) | S |
| Chemiace II | 9.8 (2.8, 10) | 11.7 (3.5, 10) | NS |
| Bistite II | 10.3 (3.3, 10) | 12.3 (3.2, 10) | NS |
| PanaviaF 2.0 | 9.8 (2.0, 10) | 14.0 (3.6, 10) | S |
| Clearfil Esthetic Cement | 8.6 (2.0, 8) | 13.7 (4.5, 10) | S |
| Multilink Automix | 9.5 (2.0, 10) | 12.7 (2.5, 10) | S |
| Variolink II | 12.2 (3.1, 10) | 14.7 (3.8, 10) | NS |

Fail：混合破壊＋凝集破壊（N=10）．
[a]：t-Testによる有意差検定（S：有意差あり，NS：有意差なし）．

## III 治療法の実際

☆表④ 合着用セメントの曲げ強さ（MPa）

| 合着用セメント | 平均値（標準偏差） 硬化直後 | 1日後 | 両者の比較[a] |
|---|---|---|---|
| ＜自己接着性レジンセメント＞ | | | |
| RelyX Unicem 2 Clicker | 72.7 (10.1) | 123.8 (5.2) | S |
| RelyX Unicem 2 Automix | 71.9 (5.7) | 108.0 (6.8) | S |
| RelyX Unicem Aplicap | 64.9 (6.7) | 68.4 (4.4) | NS |
| RelyX Unicem Clicker | 52.8 (1.9) | 86.6 (4.3) | S |
| Clearfil SA Luting | 27.9 (4.6) | 94.4 (5.6) | S |
| Mulitilink Sprint | 59.8 (5.5) | 102.7 (2.8) | S |
| Smart Cem II | 44.2 (3.5) | 113.7 (8.0) | S |
| G-Cem Capsule | 30.0 (4.4) | 66.1 (4.8) | S |
| MAXCEM | 44.0 (3.4) | 58.5 (6.3) | S |
| ＜接着性レジンセメント＞ | | | |
| LINKMAX | 107.8 (10.6) | 159.4 (19.5) | S |
| ResiCem | 66.1 (6.2) | 118.6 (6.2) | S |
| Chemiace II | 20.7 (2.4) | 59.5 (4.6) | S |
| Bistite II | 73.2 (9.4) | 108.1 (14.7) | S |
| PanaviaF 2.0 | 23.0 (2.9) | 82.5 (5.2) | S |
| Clearfil Esthetic Cement | 100.5 (4.2) | 146.6 (6.5) | S |
| Multilink Automix | 96.4 (6.6) | 126.8 (5.5) | S |
| Variolink II | 87.5 (6.3) | 139.2 (5.9) | S |

N=10．[a]：$t$-Test による有意差検定（S：有意差あり，NS：有意差なし）．

　光照射直後と水中浸漬1日後の曲げ強さの結果を示した（表④，以前報告の結果[2]と最近の結果を掲示）．すべてのSARCとARCともに1日後のほうが有意に高い値を示した（RelyX Unicem Aplicap以外）．SARCとARCを比較するとARCのほうが1日後で高い値を示した．

　RC 2種は，歯質に対して直後と比較して1日後のほうが有意に高い値を示した．全体的には，ARCのほうがSARCと比較して優れた値を示した．曲げ強さも同様の結果を示した．よって，歯冠破折処理にとって不可欠なRC 2種の強さは，硬化初期は1日後と比較して有意に低い．すなわち，アドバイスとしては硬化初期の段階では単に見かけは硬化しているが，いまだ不十分な硬化であることを理解して日常の臨床に対処してほしい．加えて患者様には，処置当日は修復歯で極力咀嚼しないなどの注意を促すべきであろう[3]．

### 参考文献
1）細矢由美子：乳歯象牙質の特性とレジンの接着性．歯科学報 112：279-288, 2012.
2）入江正郎, 西川康博, 木村京子：外傷歯処置に必要なレジンセメントの性質に関する研究―硬化初期の歯質接着性および曲げ強さ―．日外傷歯誌 4：24-29, 2008.
3）入江正郎, 田仲持郎, 松本卓也, 玉田宜之, 丸尾幸憲, 西川悟郎, 吉山昌宏：合着用レジン添加型グラスアイオノマーセメントの歯質接着性と曲げ特性．接着歯学 30：137-144, 2012.

# III-4 乳歯の歯根破折

## 処置の実際

乳歯外傷における破折の頻度は，18.9〜37％と報告されている．さらに，日本小児歯科学会が行った調査では，破折の受傷様式は歯冠破折が14.3％，歯根破折が8.4％であり，乳歯外傷における歯根破折の頻度は決して低いとはいえない．その理由の一つとして，乳前歯の解剖学的特徴が挙げられる．乳前歯は永久前歯に比べ，根冠指数（歯冠長／歯根長×100）の値が小さく，歯根の唇舌的圧平が強く，歯根中位から根尖にかけて唇側へ湾曲している（図①）．すなわち，歯冠に比べ歯根が長く，歯根の湾曲も大きいことから，外力により容易に歯根破折を起こすことが理解できる（図②）．

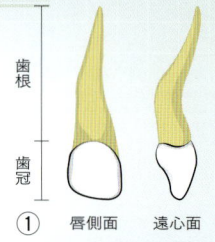

### （1）歯根破折に対する処置（図③）

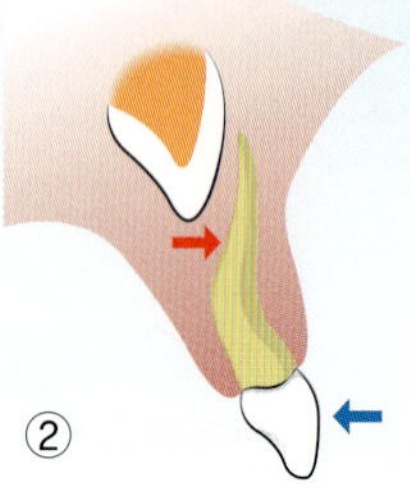

＜歯冠・歯根破折＞
- 露髄を伴わないもの：歯冠破折に準じて処置法を選択する．破折がエナメル質に限局している場合は，コンポジットレジン修復を行う．破折が象牙質に達している場合は，間接覆髄後歯冠修復を行う．
- 露髄を伴ったもの（図④，⑤）：乳歯では原則として抜歯である．

＜歯根破折：図⑥＞
- 歯頸部1/3：乳歯では原則として抜歯である．
- 根中央1/3（図⑦，⑧）：乳歯では破折が軽度であれば整復・固定を行い，歯髄壊死の徴候が現れるまでは歯内治療を行わない．歯内治療が必要となる場合の処置は歯冠破折に準ずる．破折が重度で動揺が大きいときは原則として抜歯である．
- 根尖側1/3（図⑨，⑩）：動揺が大きいときは固定（4〜8週）し，生理的動揺の範囲であれば経過観察とする．歯髄壊死の徴候が現れるまでは歯内治療は行わない．歯内治療を必要とする場合は歯冠破折に準ずる．

☆上顎右側乳中切歯．

☆外力（青矢印）による乳歯外傷の作用様式（赤矢印）．

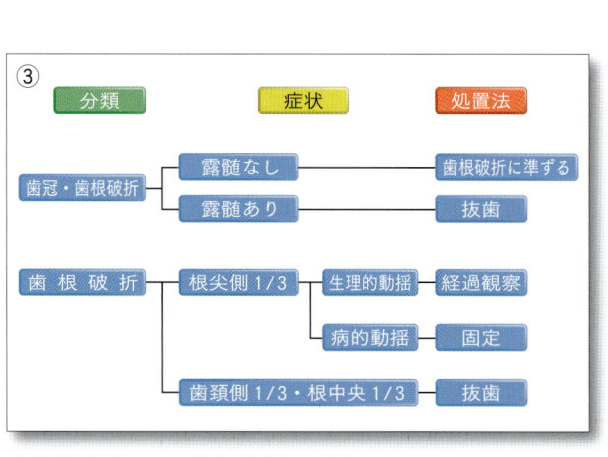

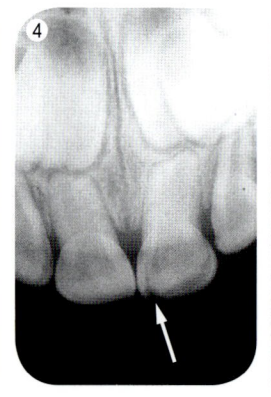

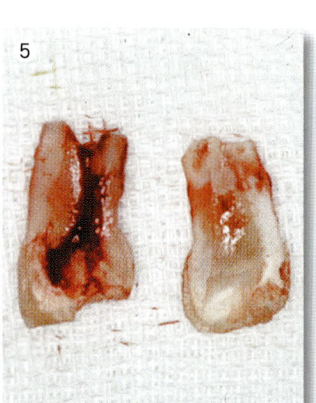

☆歯根破折の症状と処置（図③）．
☆Aの歯冠・歯根破折（図④：矢印は破折部）．抜歯後（図⑤：垂直的破折）．

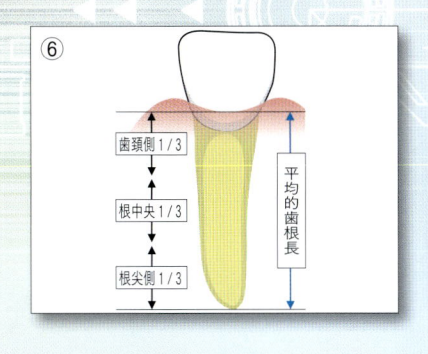

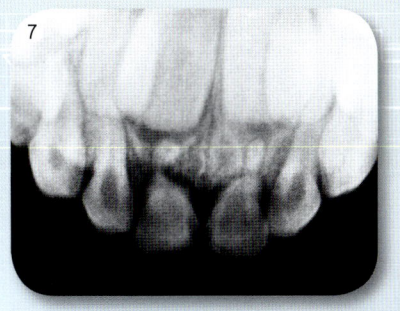

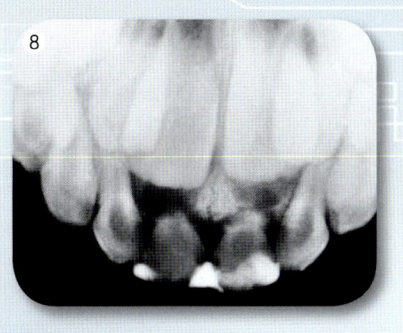

☆平均的歯根長（図⑥）．
☆A|A 根中央1/3の破折症例（図⑦）．固定後予後不良（図⑧）．
☆根尖側1/3の破折症例（図⑨）．
☆2か月間経過観察を行った根尖側1/3の破折症例（図⑩）．

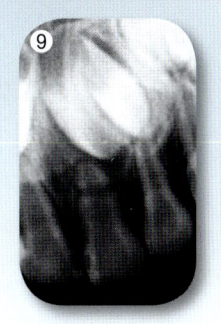

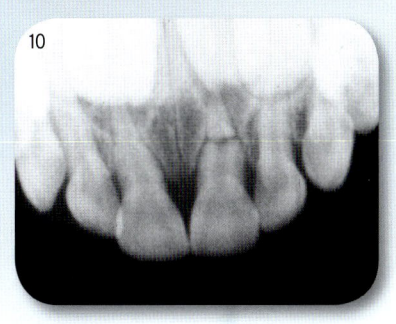

### （2）歯根破折に対する固定法

乳歯は歯頸部の狭窄が強いので，結紮線固定法やワイヤー固定法は応用しにくく，歯間乳頭部歯肉を傷つけるので用いないほうがよい．応用する場合には，歯冠中央部で結紮し，接着性レジンで補強する．

一般には，レジン連続冠固定法や接着性レジンによる固定法が用いられる．固定源に隣接歯を利用できる場合には接着性レジンなどで行えるが，隣接歯が未萌出である場合には，後方乳臼歯に固定源を求めた床副子型固定法を行う．

固定期間は，一般に4～8週と長期に及ぶので，う蝕予防などにも注意を要する．

### （3）予後

歯根破折に対する予後は破折部位により大きく異なるが，予後不良となる症例が多い．破折が歯頸側1/3および重度で動揺が大きい根中央1/3の症例では，原則として抜歯となるため，抜歯後の保隙を考慮する必要がある．とくに低年齢での受傷が多いことから，保隙装置としては可撤保隙装置（小児義歯）が選択される．また，根尖側1/3の破折では歯髄の生死判定が重要となり，歯髄壊死の徴候がみられたならば歯内治療を行う．対応が遅れた場合には，後継永久歯に対する影響が懸念される．

### 参考文献

1）日本小児歯科学会：小児の歯の外傷の実態調査．小児歯誌34：1-20, 1996.
2）間下喜一ほか：本学小児歯科に来院した外傷患者の実態調査，過去8年間の臨床的観察と予後について．小児歯誌18：541-547, 1980.
3）尾崎貞宣：小児における歯の外傷についての研究．歯科医学47：641-681, 1984.
4）大森郁郎：簡明 小児歯科学．医歯薬出版，東京，229-234, 1993.

# III-5 乳歯の歯冠・歯根破折

## はじめに

　平成20年8月に日本外傷歯学会が公布した「外傷歯治療のガイドライン」による歯冠・歯根破折の定義は，破折線が歯冠から解剖学的歯頸線を含み，歯根に達している破折で，エナメル質，象牙質，セメント質を含む破折であり，歯髄まで達している場合と達していない場合がある．としている．この定義は乳歯においても永久歯においても同一であるが，治療となると異なる見方が必要となる．

　本来，乳歯の外傷では歯を支える歯槽骨は永久歯の歯槽骨より弾力性に富むことから歯冠破折，歯根破折ならびに歯冠・歯根破折の頻度は永久歯外傷より少なく，脱臼が主であり，挺出や陥入あるいは脱落がみられる．したがって乳歯の歯冠・歯根破折の頻度はきわめて少なく，歯冠・歯根破折の多くは永久歯にみられる．

　乳歯の歯冠・歯根破折は前歯部と臼歯部にみられる．乳前歯部の歯冠・歯根破折は直接，歯に外力が加わって生じることが多いが，間接的な外力による対合歯からの外力によって生じる場合もある．一方，臼歯部にみられる歯冠・歯根破折は間接的な外力，たとえば転倒などによってオトガイ部を強打して対合歯の突き上げによって片顎あるいは両顎の乳臼歯に歯冠・歯根破折を認めることが多い．しかしながら，乳臼歯の歯冠・歯根破折は全乳歯の外傷歯の0.8％とまれである．

## 診断と治療

　乳歯といえども咀嚼機能という成長発育に必須である摂食に関与しており，また健康な永久歯列を完成させるためにも重要な歯である．しかし，受傷した乳歯を保存するか否かを決定する因子として後継永久歯の発育に障害を及ぼすか否かが，永久歯の外傷歯と大きく異なる．

　また，重篤な外傷歯である乳歯の歯冠・歯根破折の診断・治療にあっては，永久歯と異なり，乳前歯では低年齢であることが多く，保存を試みるにしても患児の治療中ならびに治療後の行動を考えなくてはならない．処置に際しては，破折歯を血液，唾液から隔離し，歯髄処置あるいは露出した歯冠部エナメル・象牙質ならびに歯根部象牙質を，接着材料を用いて予後良好な治療が可能かを検討しなくてはならない．また，脱臼を伴った歯冠・歯根破折の場合，整復・固定が必要となるが，固定源が得られるか否かも治療法を決定する因子となる．その点，乳臼歯部の歯冠・歯根破折では乳前歯の外傷より年齢が高く，患児の協力を得ることができる場合がある．しかし，乳臼歯部での複数歯の外傷歯では，下顎筋突起部の骨折を認めることがあることから，咬合の変位，下顎運動の制限，下顎運動時の顎の疼痛に注意を払わなければならない．

### <診断>

　歯冠・歯根破折が生じ歯根部が分離している場合は，歯冠破折部が動揺することで明らかになるが，歯冠破折が認められ，破折が歯根にまで及んでいるか否かは口内法レントゲンで診断する．乳臼歯における歯冠破折は診断し難い場合があり，その際は，透過光あるいはヨードチンキなどの色素液で染めると診断が容易である．

### <治療>

　原則抜歯であり，抜歯した場合は保隙装置を考慮する．しかし，歯根破折部が歯頸部付近で留まっている場合は，歯質接着材料にて修復する．あるいは露髄している場合は，歯髄切断後に歯質接着材と乳歯冠を用いて保存することもある．

### <保護者への指導>

　外傷歯すべての症例に該当するが，定期的な診察が必要であり，もし不快症状が出現した場合には適切な処置が必要であること，後継永久歯の形成を障害する場合があることを保護者にしっかり伝えなくてはならない．

## ● 症例1：乳前歯の歯冠・歯根破折

<主訴>

　2歳6か月の男児．歯が揺れる．

<現病歴>

　自宅で遊んでいて転倒し，食事用のテーブルで A｜を強打した．転倒時に出血したもののとくに問題ないため翌日まで放置していたが，動揺が著しく食事の際痛がるため来院．

<口腔内所見>

　A｜の動揺度Ⅲ度．来院時には A｜は脱落寸前であった．｜B, ｜AB においては動揺なし．下口唇内側に裂傷，来院時には止血しており処置の必要はなかった．下顎乳歯列の叢生が認められ，とくに｜A が頬側傾斜していた．

<処置>

　抜歯．

☆デンタルエックス線写真（図①）．A｜の歯根側1/3付近に水平破折線が認められる．A｜の遠心部に垂直破折も認められる．

☆抜歯後．矢印部：垂直破折線（図②）．

⇒次頁へつづく

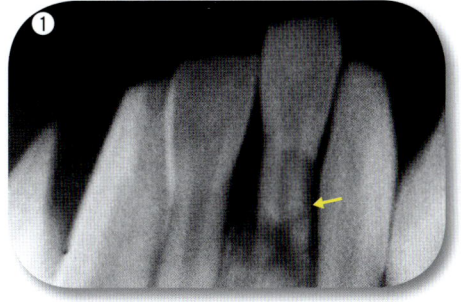

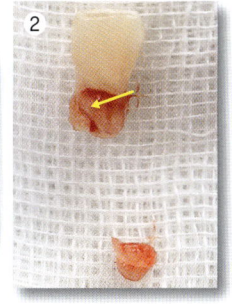

# Ⅲ-5　乳歯の歯冠・歯根破折（つづき）

## 症例2：両側第二乳臼歯の歯冠・歯根破折

<主訴>
　4歳の男児．両側に腫脹がある．

<現病歴>
　公園で鉄棒にオトガイ部を強打，冷水痛はあるものの歯科への受診はしなかった．オトガイ部には裂傷はなかったとのこと．

<口腔内所見>
　歯冠部に異常を認めなかった．

<エックス線所見>
　両側第二乳臼歯における歯冠・歯根破折を確認．

<処置>
　歯冠部にヨードチンキを用いて破折線の確認を行った．破折線は歯冠のみならず歯根に一部達しているため，破折部を除去した．根管治療に際して，コンポジットレジンで隔壁を行い，通法に従い根管充填を行った．歯根破折部は銀合金鋳造冠にて補綴処置を行った．

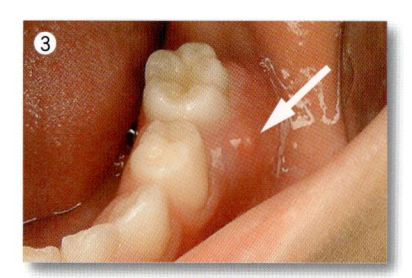

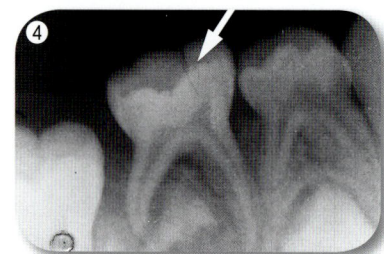

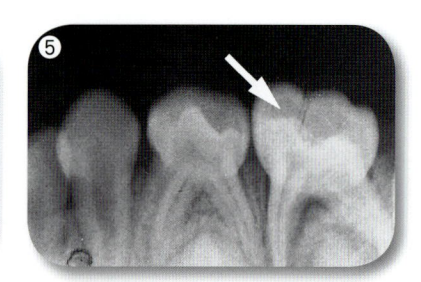

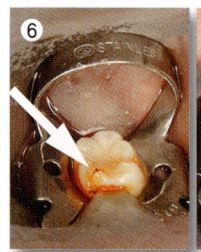

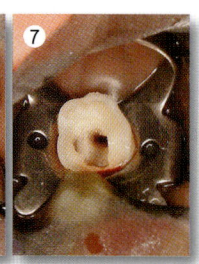

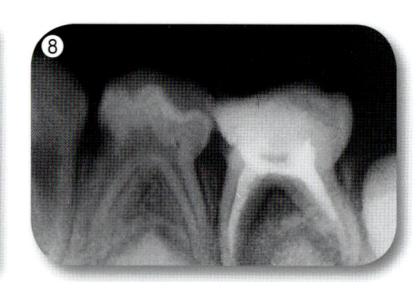

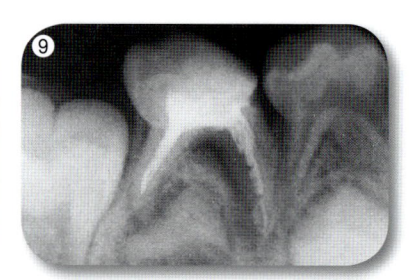

☆定期検診時に下顎両側第二乳臼歯に腫脹を認めた（図③）．

☆デンタルエックス線写真（E｜：図④，｜E：図⑤）．下顎両側第二乳臼歯ともに髄腔に至る破折線を認める（矢印部）．

☆破折線の確認（図⑥）．破折片の除去（図⑦）．

☆根管治療を行い症状の消失後，Vitapex® で根管充填を行い，銀合金鋳造冠を装着した（E｜：図⑧，｜E：図⑨）．

# III　治療法の実際

## ● 症例3：歯根部の内部吸収

**＜主訴＞**
7歳8か月の男児．右下の奥歯の歯茎が見えていて，歯がぐらぐらする．

**＜現病歴＞**
2年ほど前に右側頬側部をぶつけ，歯がかけたので近隣歯科にて治療．E|，D|ともに痛み，腫れなどの症状なし．D|の頬側歯肉が退縮し根が露出している．その他，特記事項なし．

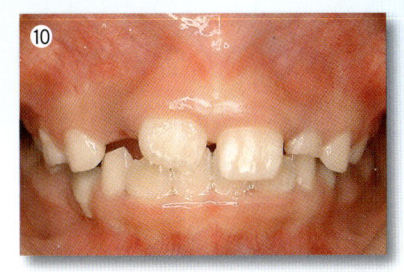

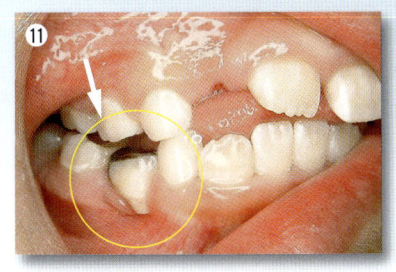

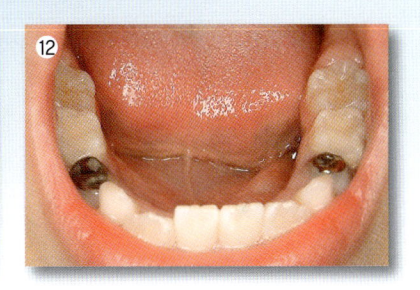

☆初診時の口腔内写真．矢印が主訴の患歯（図⑩～⑫）．

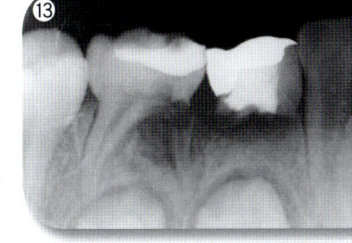

☆デンタルエックス線写真（図⑬）．
☆治療計画（図⑭）．

再診：6|6 バンドトライ
　　　上下印象

再診：D|の抜歯
　　　E|の根管治療＋
　　　　ヘミセクション
　　　リンガルアーチセット

**＜経過＞**
外傷時には歯根がすでに破折していたのか，あるいは外傷によって歯冠・歯根破折が生じ，二次的に歯根の内部吸収が生じたかは不明である．今後，後継永久歯の萌出に影響があるかを経過観察する予定である．

**参考文献**

1) Tejani Z, Johnson A, Mason C, Goodman J. : Multiple crown-root fractures in primary molars and a suspected subcondylar fracture following trauma : a report of a case. Dental Traumatology 24 : 253-256, 2008.
2) Gotze G R, Berreira A k, Maila L C. : Crown-root fracture of a lower first primary molar : report of an usual case. Dental Traumatology 24 : 377-380, 2008.
3) Sasaki H, Kawaguchi M, Sobue S, Ooshima T. : Multiple fractures of primary molars caused by injuries to the chin : report of two ases. Endod Dent Traumatol 16 : 43-46, 2000.
4) Mrisaki I, Kitamura K, Ooshima T, Sobue S. : Vertical crown-root fracture of the mandibular first primary molar in a one-year-old child. Endod Dent Traumatol 5 : 197-9, 1989.

# III-6 乳歯における震盪

## 震盪とは

### (1) 震盪と亜脱臼の比較

　震盪は脱臼性外傷の中ではもっとも軽度なものである．乳歯では打撲などの軽度な外傷因子による震盪は，幼児の日常生活で高頻度に生じていると考えられる．視診ではとくに異常な所見を認めず，エックス線検査においても，正常な歯根膜腔と歯槽硬線が観察される．患者は打診に対して，違和感や軽度の痛みを訴えるのみで，その他の臨床上の所見を認めない．歯根膜組織には，軽度の炎症がみられる状態であり，「亜脱臼」に認められるような歯肉溝からの出血や触診による動揺はない．

　「震盪」と「亜脱臼」の違いを図①，②に示す．「震盪」では，歯根膜に軽度の炎症を認めるのみで，根尖部の歯髄への血液供給を司る脈管の断裂は生じていないことが多い．

### (2) 経過観察の重要性

　患者と保護者には，しばらく受傷部位を避けて食事をし，安静を保つよう指導する．通常1年程度の経過観察を行い異常がなければ終了となるが，後継永久歯との交換までは注意が必要である．

　震盪と診断された外傷歯において，根尖部から歯髄への血流の供給が断裂し壊死に至ることはまれである．しかし，どんなに軽度の震盪であっても，歯髄壊死に至る可能性はあるため，経過観察は必ず行わなくてはならない．とくに根尖孔の狭い根完成歯では断裂しやすく修復されにくいため注意すべきである．経過観察中に，明らかな歯髄壊死と診断される場合や，歯根の内部・外部吸収が認められた場合は根管治療を行う．頻度は低いが，エックス線検査で歯髄腔の狭窄または閉塞を認めた場合は，臨床症状がなければ根管治療を行わず経過観察を行う．

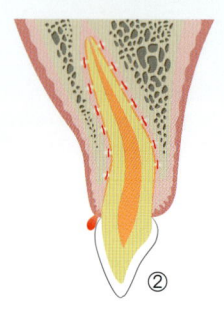

☆震盪は歯根膜組織に内出血を伴う．

☆亜脱臼では歯根膜線維の断裂が起こり，歯に軽度な動揺を認め，歯肉溝からの出血を伴う．

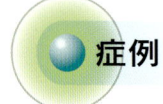

## 症例

　歯が外傷を受けた場合，重症な歯のほうに目が行きがちであるが，隣在する歯も程度の差はあれ外傷を受けている可能性があるので十分に診査することが大事である．通常震盪の場合，何も処置をせずに経過をみるのが普通であるが，この症例（図③〜⑩）では亜脱臼を起こしていた A|の動揺と打診痛が強かったためツイストワイヤーとフロアブルレジンによる固定を行った．震盪を起こしていた|A は動揺がなく打診痛も軽度であったため固定源とした．その後とくに臨床症状もなく A|A の歯根は順調に吸収し後継永久歯と正常に交換した．根管治療を行わずに経過したことは幸いである．このようなケースでは，歯髄壊死が生じて歯冠が変色してくることも多いので，後継永久歯が萌出するまで継続的な診査が必要である．

### Ⅲ　治療法の実際

＜亜脱臼と震盪が同一患者で認められた症例＞

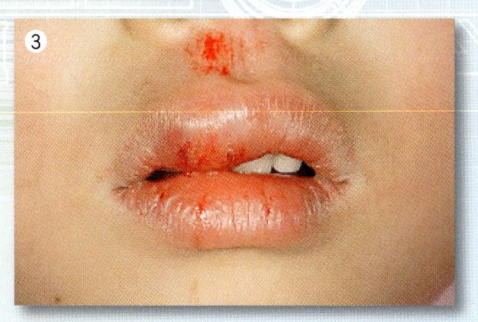

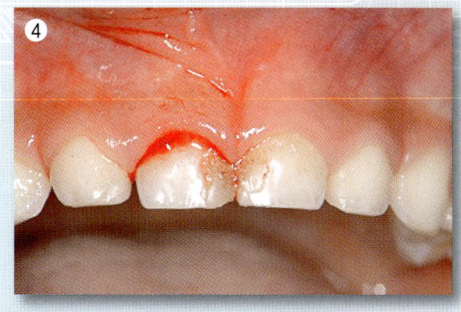

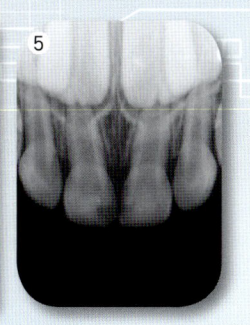

☆初診時（5歳6か月の女児）：転倒によりアスファルトで右側上口唇部を打撲，擦過傷および内出血による腫脹を認める（図③）．

☆A̲は歯肉溝からの出血，打診痛，動揺を認め亜脱臼と診断．|A̲はやや打診痛はあるが歯肉溝からの出血と動揺は認められず震盪と診断（図④）．エックス線検査ではとくに異常所見は認められない（図⑤）．

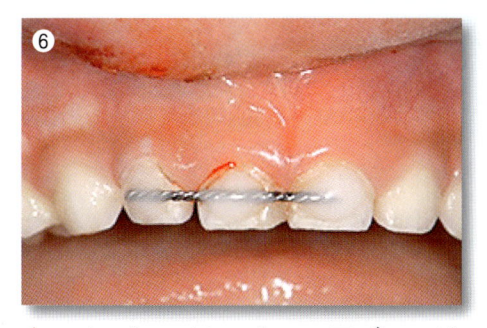

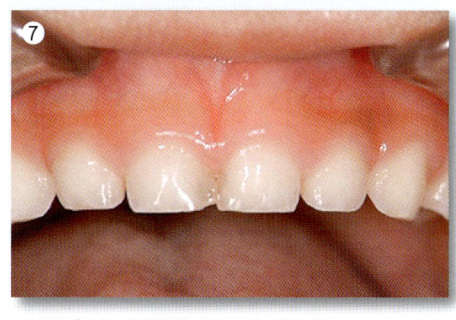

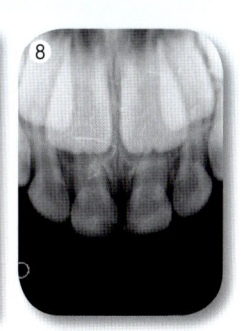

☆ツイストワイヤーとフロアブルレジンによる固定を2週間行った（図⑥）．

☆受傷4か月後：異常所見は認められない（図⑦）．エックス線検査においても，A̲|A̲の歯根および後継永久歯に異常は認められない（図⑧）．

☆受傷1年5か月後（7歳1か月時）：A̲|A̲は自然に吸収（図⑨）．

☆受傷2年2か月後（7歳8か月時）：1̲|1̲は正常に萌出し，1̲の切端付近に点状の白斑（矢印）と唇面に外来色素の沈着を認める（図⑩）．

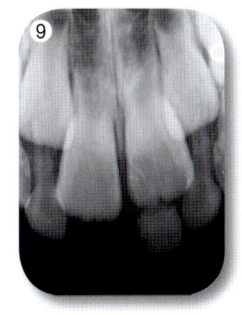

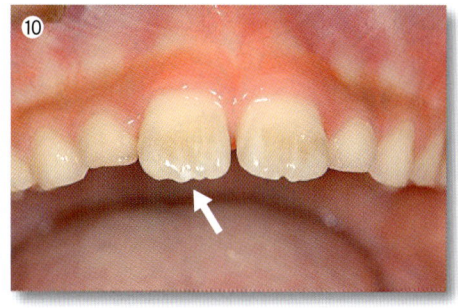

#### 参考文献

1）橋本敏昭，牧　憲司，赤嶺秀紀，木原由香理，鶴田　靖，木村光孝：外傷による乳前歯の脱臼の1例 ―4年経過観察―．小児歯誌 34：719-724，1996．

2）Andreasen JO, Andreasen FM 著：月星光博 監訳：カラーアトラス外傷歯治療の基礎と臨床．クインテッセンス出版，東京，1995．

3）日本外傷歯学会：歯の外傷治療のガイドライン．日外傷歯誌 8：116-120，2012．

# III-7　乳歯における亜脱臼

## 亜脱臼とは

　外傷歯治療のガイドラインによると，亜脱臼は「歯の転位はないが，明らかな動揺を伴う歯周組織への外傷．歯根膜の一部に断裂がある」と定義されている．このことからも，臨床的に亜脱臼と診断される乳歯の症例においては，経過観察が対応の主体であって，早急に処置を要する状態は少ないものと考えられる．

　症例1に示すように，歯の位置異常がなく，歯冠や歯根に破折はないが，生理的範囲を越える動揺があって，わずかに歯肉溝からの出血を伴うことがある状態が亜脱臼である．乳歯亜脱臼の発生は，そのほとんどが上顎乳中切歯であり，次いで上顎乳側切歯に多い．下顎でも乳中切歯が多く，次いで乳側切歯となる．乳臼歯で外傷による亜脱臼の頻度は低く，また臨床的に問題となることは少ない．

　乳歯の亜脱臼で必要な処置は，エックス線検査を行って歯根破折の有無を確認し，経過を観察することである．

　歯科医師は，歯のほかにも顎・顔面や口腔組織も受傷していないか，症状がないかどうかをよく確認すること，また意識症状や頭痛，悪心や嘔吐などの有無も確認して，他科紹介の必要性を判断することが大切である．

　受傷時には問題がなくても，症例2に示すように受傷歯に歯髄病変が生じて，数週間～数か月経ってから歯冠が変色してきたり，歯髄病変に伴う根尖病巣を生じたりすることがあるため，保護者にはこのことを説明し，一定の間隔で観察を続けることが必要である．歯髄病変が現れたときには，抜髄または感染根管治療を行って，後続永久歯の形成不全と萌出障害の発生を防止しなければならない．

　また，亜脱臼では症例3，4に示すように，明らかに受傷のみられた歯のほかに同時に隣在歯も受傷しており，明確な臨床症状がないまま歯髄病変や歯根吸収を生じていることがある．そのため，患児の定期検診時には隣在歯も含めて自覚症状，歯の動揺，歯冠の変色を確認し，透照診やエックス線検査を行って歯髄と歯周組織の病変を調べておくことが必要である．

　症例5には，ダウン症候群の小児にみられることの多い上顎乳歯列の叢生の症例を示す．上顎が劣成長であるため乳中切歯の舌側に乳側切歯が萌出してきており，歯磨きが困難なため乳中切歯の舌側面と乳側切歯の唇側面にはう蝕を発生させやすい．そのためう蝕の修復処置を行ったり，保存できないときには抜歯を行うことになるが，いずれの場合にも乳中切歯，乳側切歯と乳犬歯には機械や器具による外力がかかるため，人為的な亜脱臼を生じやすい．とくに歯根吸収の開始が早い乳中切歯では，機械・器具，とくにエレベータや鉗子による外力で亜脱臼を生じやすい．術中は乳中切歯と乳犬歯に傷害が及ばないよう十分に注意を払って行うとともに，処置後も隣在歯には亜脱臼に準じて対応し，経過観察を行う必要がある．

## III 治療法の実際

### <症例1：3歳女児>
### <症例2：4歳男児>

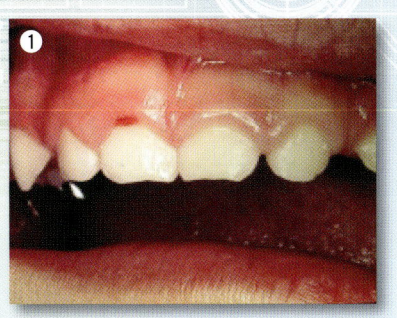

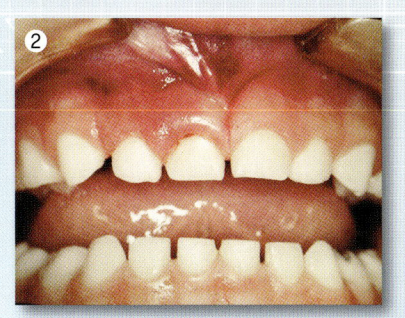

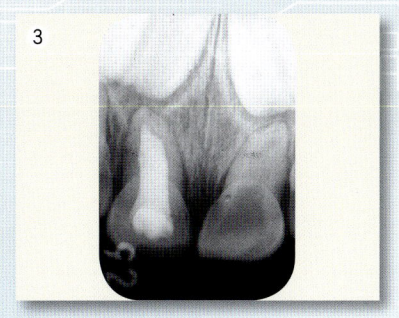

☆ 転倒してA|Aを打撲．A|に動揺と歯肉溝からの出血がみられる（図①）．

☆ A|Aを打撲．|Aの歯肉腫脹と歯肉溝からの出血がみられる（図②）．2か月後に|A
は歯冠変色を生じたため抜髄を行った（図③）．

### <症例3：5歳男児>
### <症例4：3歳女児>

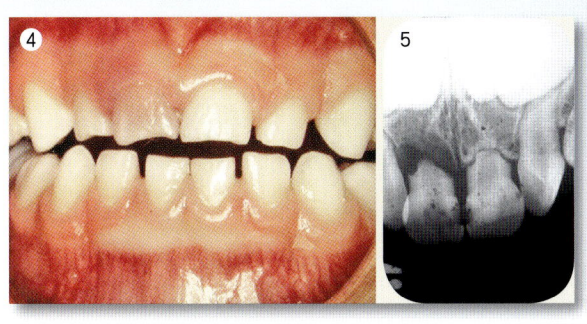

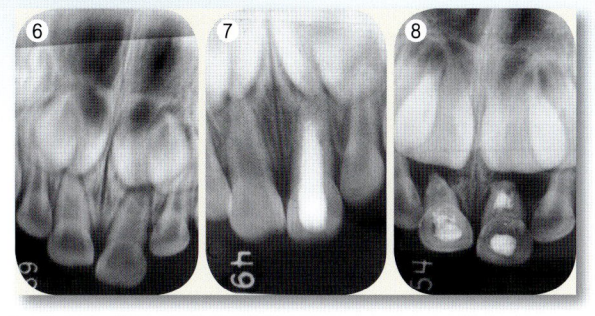

☆ 転んで歯を打って放置しておいたところ，A|が変色してきたため来院（図④）．エックス線検査でA|に根尖部の病変，|Aに歯根の非定型吸収像がみられる（図⑤）．

☆ 母親が運転席からウィンドウを閉めたとき，後部座席にいた小児の歯がはさまれて外傷を負った．初診時に|Aは挺出していたが，A|に位置の異常はなかった（図⑥）．後日，亜脱臼のためにA|の歯髄も失活した（図⑦，⑧）．

### <症例5：ダウン症候群児>

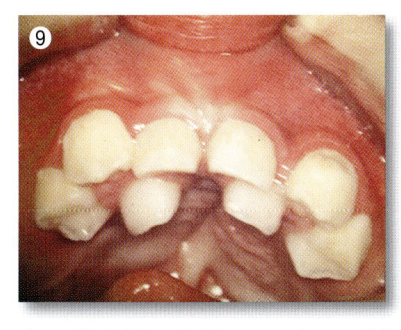

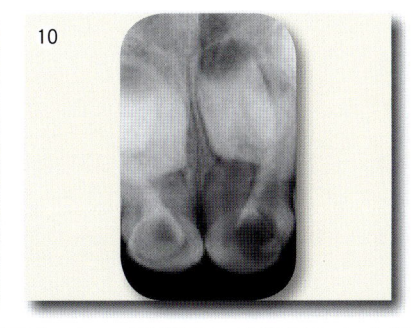

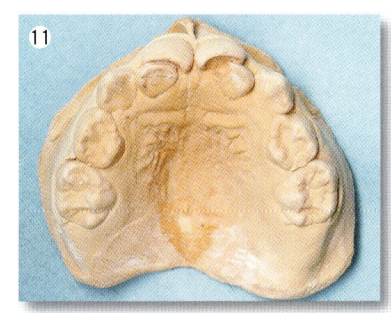

☆ 3歳女児の症例で，A|Aの舌側面とB|Bの唇側面には進行したう蝕がみられる．B|Bは抜歯適応と考えられるが，処置時には隣在歯を機械・器具で外力によって傷害しないよう細心の注意を払わなければならない（図⑨〜⑪）．

III-7 乳歯における亜脱臼　055

## III-8　乳歯における側方脱臼

### はじめに

　乳歯の側方脱臼，すなわち歯の歯軸方向以外への転位には，図①，②に示す唇側転位，図③，④に示す舌側転位，ならびに図⑤，⑥に示す近遠心的転位がある．日本小児歯科学会による歯の外傷に関する実態調査[1]を参考にすると，乳歯の側方脱臼は，脱臼の中で位置の異常を伴わない動揺・震盪に次いで発現率が高い受傷状態である．したがって，歯の外傷を主訴に来院した乳幼児期の小児で，乳歯の側方脱臼を呈する症例を経験する頻度は高い．

＜乳歯の側方脱臼＞

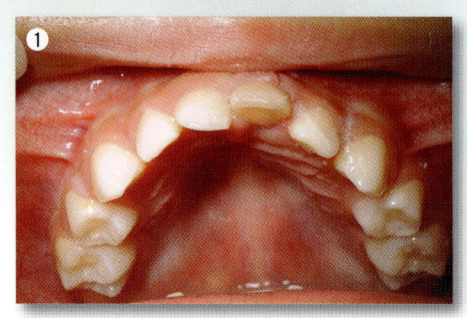

☆唇側転位例（図①，②）．

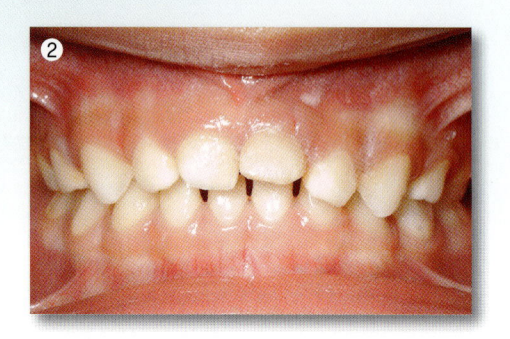

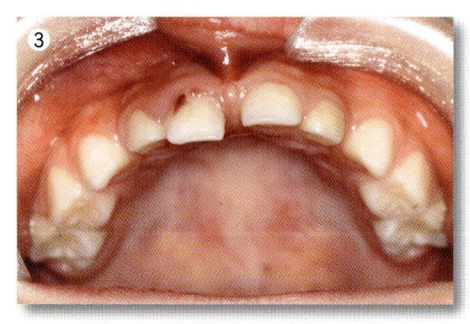

☆舌側転位例（図③，④）．

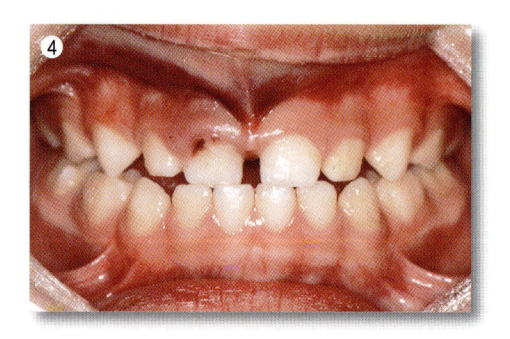

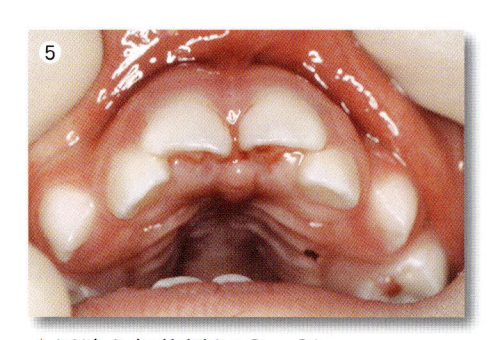

☆近遠心転位例（図⑤，⑥）．

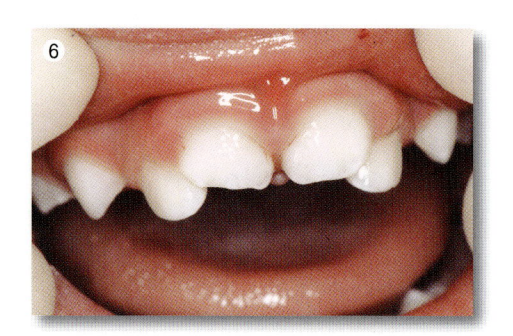

## 側方脱臼とは

日本外傷歯学会のガイドライン[2]では，乳歯の側方脱臼に関して下記のとおり示されている．

＜定義＞
歯の歯軸方向以外への転位

＜診断＞
視診およびエックス線診で正常な位置から転位したように見える．

＜治療目的＞
外傷が重度であったり，交換期が近い歯でなければ，元の位置に戻して治癒を期待する．

＜治療＞
局所麻酔下に整復し，10〜14日間固定する．

＜経過観察＞
1および3か月後に予後を確認する．その後少なくとも1年間は経過を観察する．

＜予後＞
受傷時の歯根の形成段階が予後を決定する重要な要素になると考えられる．歯根形成が完成していない歯は歯髄生活力が高い．合併症の頻度は受傷の程度に相関がある．歯髄壊死の徴候が現れたら根管治療を行う．

## 症例：舌側転位

＜初診時＞
上顎前歯部の外傷を主訴に来院した4歳7か月の男児（図⑦，⑧）．幼稚園で転倒し，受傷後2時間で来院した．受傷状態は上顎右側乳中切歯の舌側転位および左側乳中切歯の動揺であった．歯冠および歯根破折は認められず，既往歴，家族歴には特記事項はない．⇒次頁へつづく

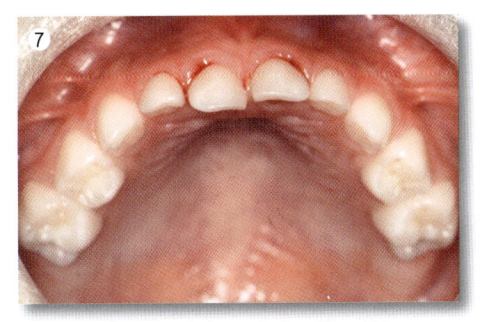

☆初診時の口腔内写真（図⑦，⑧）．

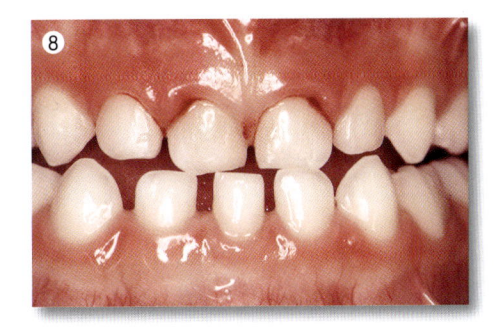

# III-8 乳歯における側方脱臼（つづき）

＜処置方針と初診時の処置＞

　上記の診断の結果，処置方針は右側乳中切歯の整復後，暫間固定を行うこととした．図⑨は整復時の口腔内写真である．整復時の重要な点は図⑩に示すとおり，上顎乳切歯根尖は，解剖学的に唇側方向に湾曲していることから，整復時には歯冠を唇側方向に力を加えると同時に，歯肉に触れる根尖相当部を圧迫しながら歯根が歯槽窩に復位するように行うことである．図⑪，⑫は整復，暫間固定後の口腔内写真とエックス線写真である．本症例では矯正用結紮線とコンポジットレジンを用いて暫間固定を行った．

　近年，図⑬，⑭に示すようなマウスガードや歯ぎしり防止装置に用いられる吸引型マウスガードを用いた固定法が報告されている[3]．本法は，適応症を誤らなければ，小児歯科臨床においてきわめて安全な方法であると考える．

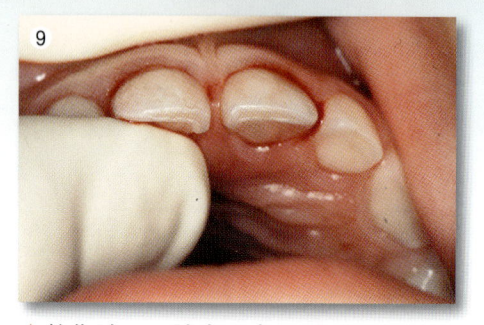

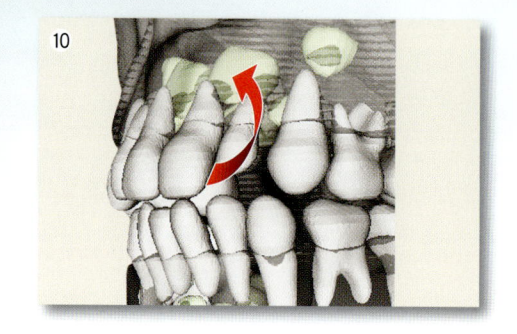

☆整復時の口腔内写真（図⑨）．
☆上顎乳切歯根尖は唇側に湾曲している（図⑩）．

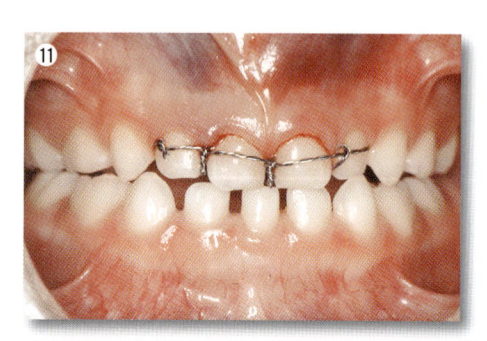

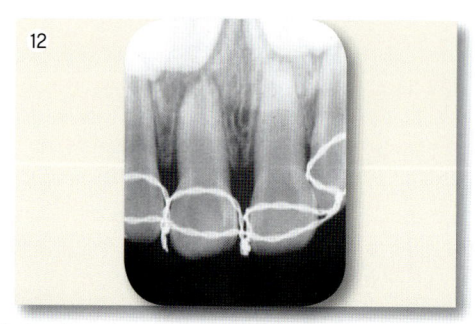

☆暫間固定後の口腔内写真とエックス線写真（図⑪，⑫）．

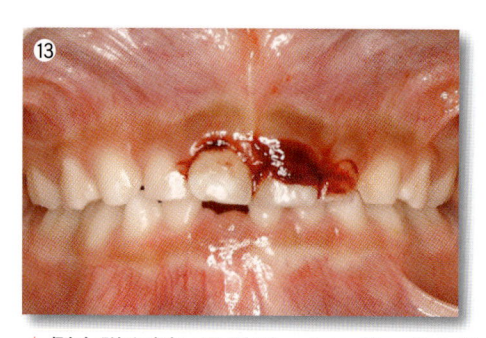

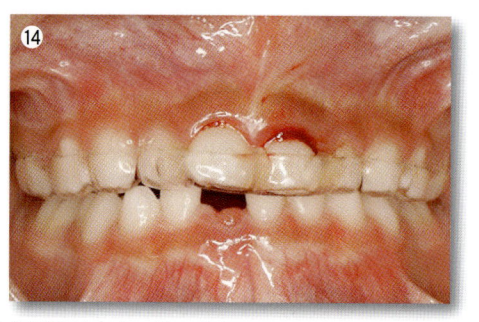

☆側方脱臼例に吸引型マウスガードを用いた暫間固定（図⑬，⑭）．

Ⅲ　治療法の実際

＜経過＞

　暫間固定は，受傷14日後に除去した．図⑮，⑯は受傷後1か月経過時の口腔内写真である．両側乳中切歯歯冠はやや変色傾向があることが確認できる．さらに図⑰，⑱は受傷後4か月経過時の口腔内写真である．受傷時に舌側転位を呈した右側乳中切歯の歯冠変色は回復傾向を示すが，動揺のみを呈した左側乳中切歯の歯冠変色は著しく進行していることが認められた．この時点で左側乳中切歯は根管治療を開始した．

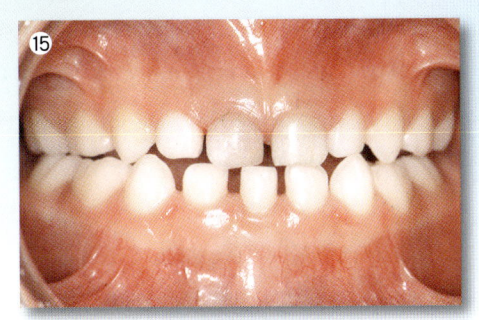

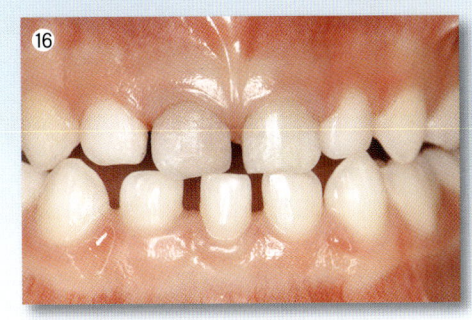

☆受傷後1か月経過時（図⑮，⑯）．両側乳中切歯に歯冠変色が認められる．

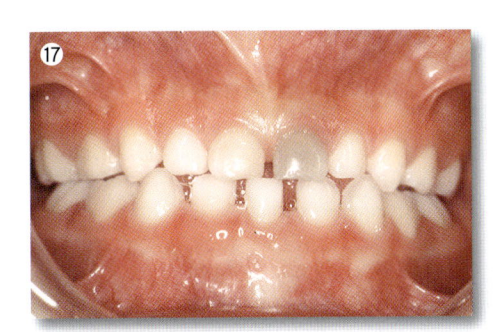

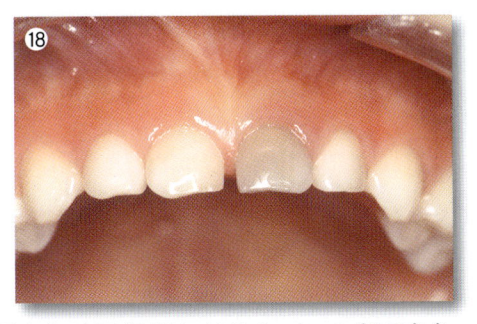

☆受傷後1か月経過時（図⑰，⑱）．A|の歯冠変色は回復傾向がある．|Aの歯冠変色は進行している．

**参考文献**

1）日本小児歯科学会：小児の歯の外傷の実態調査．小児歯誌 34：1－20，1996．
2）日本外傷歯学会：歯の外傷治療のガイドライン．日外傷歯誌 8：116-120，2012．
3）園本美恵，平尾彰規，西村貴子，竹安正治，春次賢太朗，保澤　静，嘉藤幹夫，大東道治：吸引型マウスガードを応用した乳前歯および幼若永久前歯外傷の整復固定法．小児歯誌 41：588－593，2003．

Ⅲ-8　乳歯における側方脱臼

# III-9 乳歯における陥入

## ● 陥入とは

　脱臼のうち，外力によって歯が歯軸方向に低位移動することを陥入 intrusion と称する．乳歯の陥入症例では，積極的な整復処置を施行しなくても，自然に再萌出することが多い．さらに数か月のうちに元の咬合位に復位し，正常に後継永久歯と交換することが多い．したがって処置方針は，エックス線検査の後，洗浄，抗菌薬および鎮痛薬の投与を行い，経過観察を続けることを第一選択とする（図①～⑤）．2～3週経過しても萌出傾向がなければ，整復・固定を行う．しかし永久歯歯胚に損傷が及ぶ場合は，抜歯も考慮しなければならない（図⑥～⑨）．受傷後は，定期的にエックス線検査を行い，後継永久歯の萌出完了まで異変が生じないかフォローし，臨床症状やエックス線写真での異変が出現した際には処置が講じられるよう準備しておく必要がある．

## ● 症例1

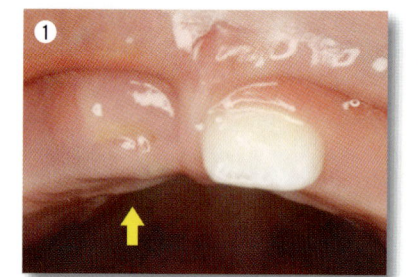

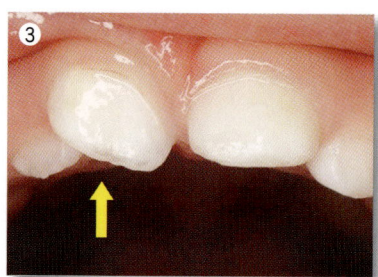

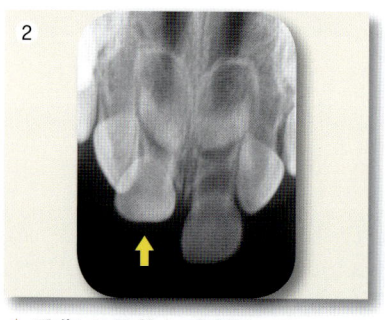

&lt;初診時&gt; &lt;3か月後&gt; &lt;1年3か月後&gt;

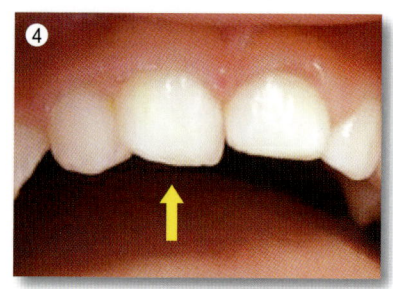

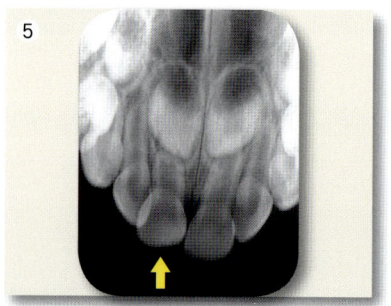

☆受傷4日後に来院（1歳2か月の女児）（図①）．エックス線検査で，A|部の陥入を確認（図②）．投薬（抗菌薬，鎮痛薬）．経過観察により自然に復位するのを待つ．
☆3か月後（1歳5か月）（図③）．A|は再萌出中．とくに臨床症状はない．
☆1年3か月後（2歳5か月）（図④）．A|はほぼ咬合位まで復位している（図⑤）．定期健診を継続．

# Ⅲ　治療法の実際

## 症例2

＜初診時＞　　　　＜18日後＞

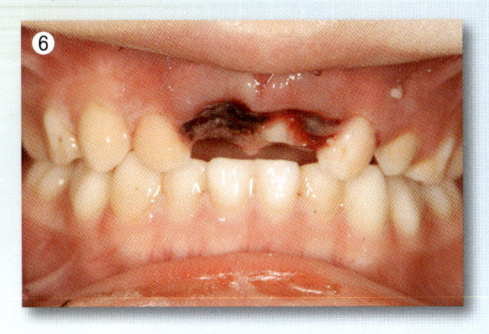

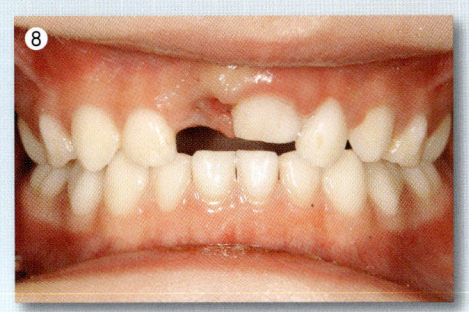

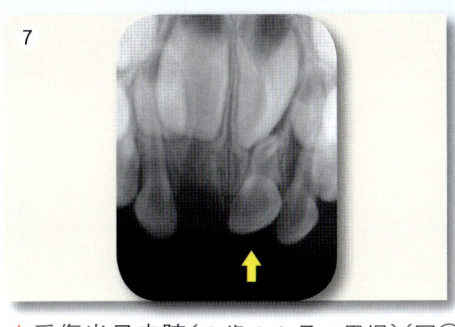

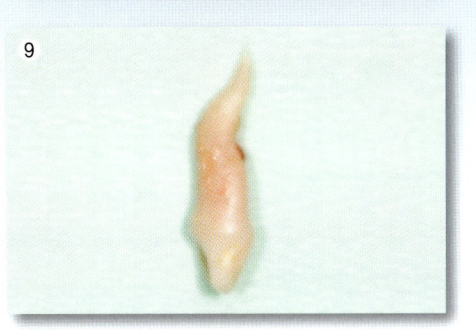

☆受傷当日来院（3歳6か月の男児）（図⑥）．エックス線検査で|Aの陥入を確認（図⑦）．|Aは喪失．投薬（抗菌薬，鎮痛薬）．|1歯胚の捻転（外傷によるものかは不明）．

☆受傷18日後（図⑧）．|Aは再萌出したが，|1歯胚への影響を考え抜去．

☆抜去歯（|A）（図⑨）．その後，小児義歯を装着．

　乳歯の陥入に対しては，以前は整復・固定や抜歯が選択されてきたが，近年の多くの臨床研究で自然に再萌出することが明らかにされている．Holanらは108／123例（87.8％）で自然萌出が認められたと報告している．さらに幼若永久歯の陥入症例での再萌出の報告もあるが，歯根完成歯よりも，根未完成歯のほうが復位しやすいと考えられる．

　乳歯が転位を伴って低位移動した場合（側方脱臼に含まれる）は，自然に再萌出しても不正咬合となることが予測されるため，受傷時の処置として元の位置への整復・固定処置の選択が好ましい．

### 参考文献

1) Holan G and Ram D. : Sequelae and prognosis of intruded primary incisors : A prospective study. Pediatr. Dent 21 : 242-247, 1999.
2) Hirata R, et al. : Management of intruded primary teeth after traumatic injuries. Pediatr. Dent. J 21 : 94-100, 2011.

# III-10　乳歯における挺出

## 挺出とは

　挺出は歯の切縁方向への転位（脱臼）で，臨床的には歯が伸びたように見え，歯根膜からの出血があり，動揺する（図①）．症状は軽微なものから脱落寸前のものまであり，側方性脱臼を伴うこともある．

　受診前に挺出した患歯が歯槽に戻された場合もあるので問診で確認する．典型的な挺出のエックス線写真では，歯が歯槽から部分的に離れたように見え，根尖部で歯根膜腔の幅が拡大しているが，歯槽骨内で歯冠破折し，歯冠側破折片が挺出している場合もある（図②，③）．

＜症例1＞　　　　　＜症例2＞

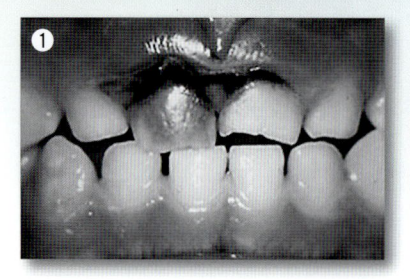

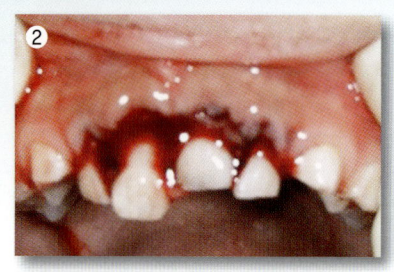

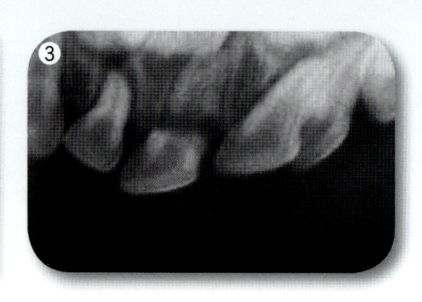

☆ A は切端方向に転位し隣在歯より歯冠が長く見えている（図①）．
☆ B は歯全体が挺出しているが， A は歯根破折し歯冠のみが挺出している（図②，③）．

## 処置方法

　乳歯の挺出は，抜歯を奨励するという記載も見受けられるが，日本外傷歯学会の歯の外傷治療のガイドラインでは，「乳歯の挺出的は外傷が重度であったり交換が近い歯でなければ，元の位置に整復して治癒を期待する」となっている．

　処置方法は，元の正しい位置に整復し，10〜14日間固定する．臨床現場において挺出が著しい症例の中に，正しい位置に整復されずに固定されたりあるいは固定が不十分な例が認められるため，的確に整復・固定を行うとともに固定後エックス線写真を撮影し，確認する慎重さが求められる（図④，⑤）．経過観察が重要で，1および3か月後に予後を確認し，後継永久歯への影響が考えられるため，後継歯の萌出を確認するまで3〜6か月間隔で経過を観察することを奨励する．

## III 治療法の実際

**＜症例3：初診時＞**

☆ 4歳1か月の男児．三輪車で転倒しA|Aが挺出し近医で整復・固定処置を受けた．帰宅後，38.2℃の発熱，自発痛があり，食事ができなかった．患歯は歯槽窩に正しく整復されていない（図④，⑤）．

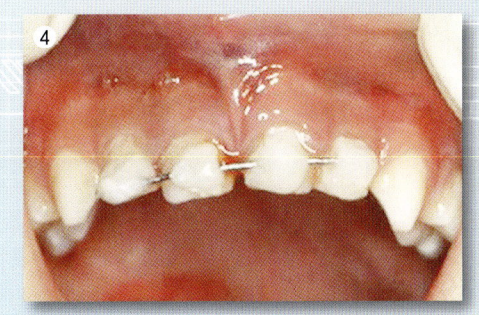

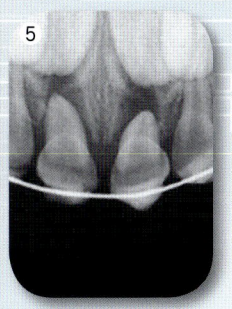

### 予後

挺出歯は，ほとんどの症例で一度歯髄の循環系の停止が生じ，虚血が生じるものと考えられる．しかし，歯髄に感染が生じなければ脈管系は徐々に再生し，神経系の修復も起こってくる可能性があるため安易な歯髄処置は慎むべきである．

経過観察中に歯髄腔の閉塞や歯髄壊死，歯根吸収，歯槽骨の吸収などが生じる可能性がある．歯髄腔閉塞は歯髄が生存しているため処置は不要であるが，その他の変化が認められた場合には，根管治療が必要となる（図⑥～⑨）．ただし，外傷歯の歯髄の生死を判断するのは困難であり，歯髄壊死を示す重要な3つの所見（歯冠の変色の有無，電気歯髄診の反応，根尖部のエックス線透過像）のうち，2つ以上確認できない場合は歯髄処置に進まないことが肝要である．

**＜症例3：整復・固定＞**　　**＜1か月後＞**　　**＜5か月後＞**

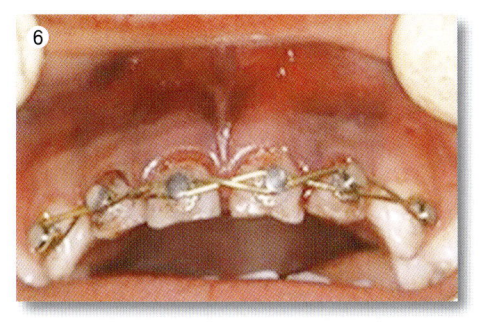

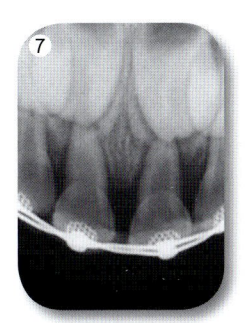

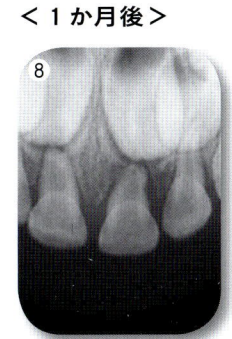

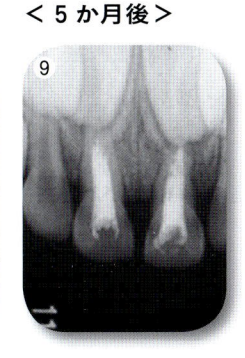

☆ 図④，⑤の症例．当科で整復・固定をやり直した状態（図⑥，⑦）．
☆ 炎症性歯根吸収が認められVitapex®で根管充填を行った（図⑧）．
☆ 歯周組織の炎症は消失し，歯根吸収は停止している（図⑨）．

**参考文献**

1）Andreasen JO, Andreasen MF 著，月星光博 監訳：カラーアトラス外傷歯治療の基礎と臨床．クインテッセンス出版，東京，315-377，1995．
2）有田憲司：固定法の実際．小児歯科臨床 12：51-62，2007．

# III-11 乳歯における完全脱臼

## 治療法

　完全脱臼はもっとも重度の損傷であるため，乳歯に起きた場合にその後継永久歯には，白斑以上の形成障害が生じる確率が52〜73%と高いことが報告されており[1,2]，乳歯の歯周組織や歯槽骨の損傷の強さを推察させる．

　診査時は，口腔内の異物や隣接歯を調べ，歯槽に歯根の破片が残存していないか，エックス線検査で確認する．治療としては，歯の脱落部が治癒した後に保隙処置を行うが，乳歯の再植に関しては議論がある．

### 1．保隙

　歯の喪失部は隣在歯の傾斜などが起きうるので，後継永久歯の萌出まで時間がある場合は，審美性と機能回復を目的として，可徹保隙装置などを適用する（図①）．3歳半以下の患児ほど保隙装置の使用が難しいが，上顎乳中切歯1歯のみ欠損の場合では，保隙装置を使用したか否かは，永久前歯の配列に影響しないことが報告されている[3]．ただし，下顎前歯の欠損は，舌の突出癖を招くことがあり注意を要する．

### ＜上顎前歯早期喪失に対する可撤保隙装置＞

☆1歯欠損ではクラスプを要しないことが多い．複数歯欠損では1，2か所に単純鉤やボールクラスプを用いることがある（図①：│A B 欠損の場合）．床外形は乳歯の歯頸線とし，頬側は歯槽の最大豊隆部を越えない．材料は常温重合レジンとし，鉤の脚部に金属と接着するレジンを塗布して埋め込む．

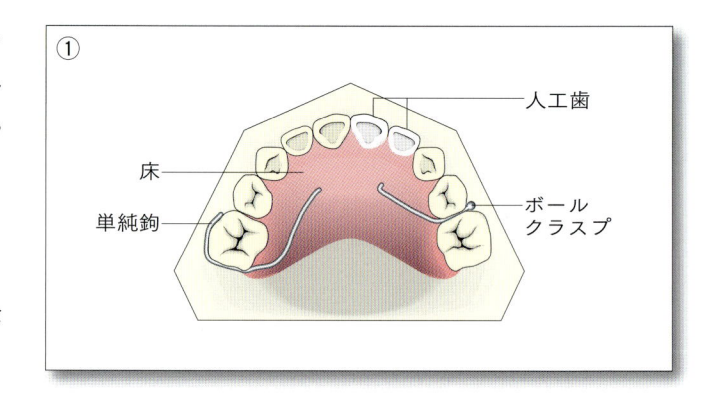

### 2．再植

　教科書には乳歯の再植が禁忌とされており，乳歯の再植症例の後継永久歯の所見を含んだ長期的経過観察を行った報告はいまだ少ない．乳歯の再植が容認されるのは，永久歯の再植で良好な経過が得られるとされている条件に準じつつ，後継永久歯への影響を最小限に避けるための処置が行われる場合であろう．とくに，後継永久歯の交換まで定期的に管理を受けることについてのインフォームドコンセントは必須である．

　以下に，乳歯が再植を許容される具体的要件を述べる．

## Ⅲ　治療法の実際

**（1）乳歯再植の適応症**[4]

①全身状態が良好であること．
②脱落してから3時間以内．
③脱落歯が速やかに適切保管されたこと．
④脱落歯を本来の位置に戻せるだけの歯槽（骨）が温存されていること．
⑤再植歯を固定する際の固定源（周囲の歯など）が存在すること．
⑥歯髄は再植後に除去して根管充填を行うことを原則とする．1時間以内に再植を受けた根未完成歯を除き，歯髄の保存は推奨されない．
⑦術後に起こりうる合併症（炎症，感染など）は後継永久歯にとって脅威となるため，定期検査と必要な処置（治療や抜歯）について患児の保護者が十分な理解と同意を示す場合に限ること．

**（2）乳歯の再植法**[4]

①脱落歯を適切に保管（脱落歯の保存液，牛乳，時に生理食塩水中）し，エックス線検査で破折歯根の有無などを検査しておく．
②再植に際しては，脱落歯の元の歯槽を十分点検する．歯槽の破壊程度，歯槽骨破折片の変位や異物の残存を観察する．異物は除去するが，歯槽骨骨片は極力保存する．
③歯冠を持って，その汚染の程度を考慮しつつ，歯根膜に為害性のない溶液（歯の保存液や牛乳など）か，これらがなければ生理食塩水を注いで，付着した異物を除去する．
④脱落歯の全長を測定し，再植後の歯内治療に備える．
⑤脱落歯を元の歯槽に戻し，歯槽骨骨片を整復しながら咬合関係を確認しつつ，適切な位置に戻ることを確認し，固定する．固定装置はレジンスプリントやワイヤーレジンスプリントを用いる．接着に先立って歯面の汚れ，牛乳などの付着物を十分除去しておくこと．
⑥感染予防のため抗菌薬を与薬し，薄めた含嗽剤を，指でほぐした綿棒に浸けて歯と歯肉を清拭するよう指導する．
⑦固定期間は2～6週間．歯の脱落は通常，歯槽骨骨折を伴うため6週間の固定が多い．
⑧根完成歯は歯髄の生存が期待できないので，再植後10日以後に予防的根管治療を行う．
⑨根未完成歯では，歯髄生存の可能性もあり，電気歯髄診およびエックス線検査など，複数の診査結果で歯髄死が診断された場合，歯内療法を行い，アペキシフィケーション（歯根形成誘導法）により根尖の閉鎖を図る[4,5]．
⑩経過観察は再植後1，2，3，6，12か月に，歯髄と歯根膜の治癒を評価する．その後定期的に3～4年は経過を観察する．

⇒次頁へつづく

## Ⅲ-11　乳歯における完全脱臼（つづき）

### ● 症例：外傷による歯の脱落歯を再植した例[4]

**＜初診時＞**

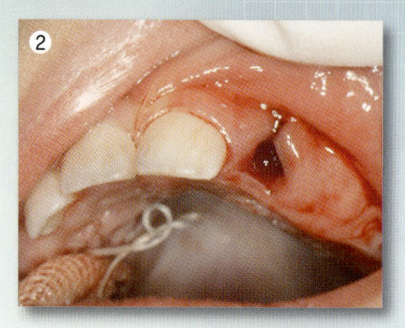

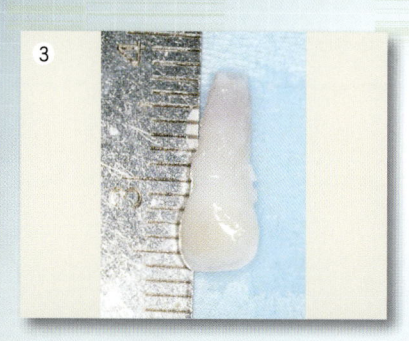

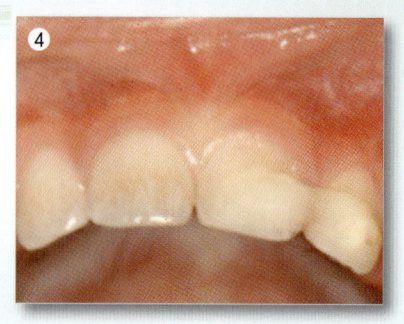

☆ 1歳3か月の女児．転倒により|Bが脱落したため，これを牛乳につけ，約2時間後に来院した（図②）．脱落歯の全長を測っておくと，後に歯内治療を要した際の作業長の参考になる（図③）．十分な固定源が得られない場合は短期間で検査し，固定状態の点検を行う．

☆ 初診当日，|Bは脱落歯保存液 Dent Supply™（コージンバイオ）で洗浄した．患児は体動が著しいため抑制下で側切歯を歯槽に戻したが，動揺はかすかで歯槽骨の損傷が少ないことがわかった．

☆ 保護者には脱落後に経過観察を行い，将来保隙する場合と，脱落歯を再植する場合の予想される経過，および意義と限界について説明した．保護者は再植を希望した．

☆ 固定源は|Aのみであったため，やや幅広の直接法レジンスプリント固定とした（使用材料はスーパーボンド™：サンメディカルとユニファストⅡ™クリアー：ジーシー）（図④）．

☆ 歯肉の裂開は洗浄を続けた．

**＜初診15日後＞**

☆ 歯周組織の治癒は良好であった．患児は歯髄の生活反応を確認できない年齢であったため，再植歯はのちに抜髄した．根尖孔は開大しており，Edodotic meter™ を用いて EMR と根管形成を行い，貼薬に水酸化カルシウム - 滅菌水糊剤を用いアペキシフィケーションを行った（図⑤）．現在ではAPIT11™（長田電気工業）での作業長決定も可能である．

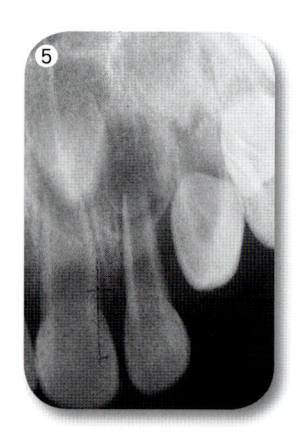

## III 治療法の実際

**＜2か月後＞**

☆3週間後に同糊剤を交換し，2か月後，根尖部の閉鎖硬組織が触知され，根管内の乾燥も得られたので根管充填し（使用糊剤はキャナルス™：昭和薬品化工），コンポジットレジン充填を行った（図⑥）．以後，とくに異常はなかった．

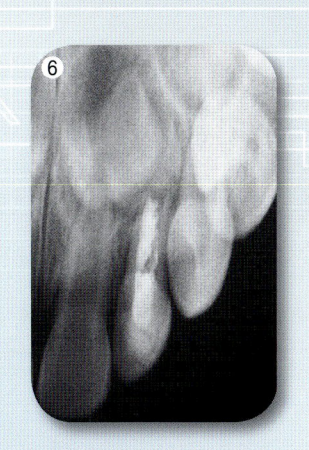

**＜6年3か月後＞**

☆A⎯は自然脱落し，⎯Bは抜歯した．

**＜7年4か月後＞**

☆2⎯の萌出開始を確認した．歯の形成に異常はなく，咬合も正常となった（図⑦）．

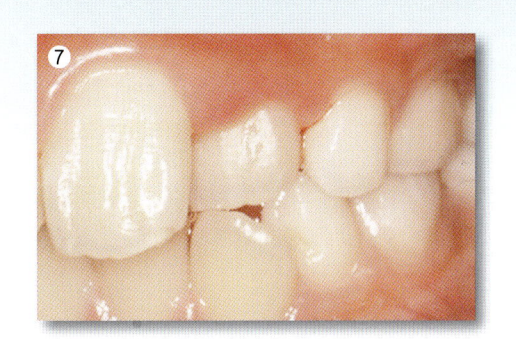

p.65に示した（1）のような適応症に，（2）のような再植法を採用した場合，再植された乳歯の後継永久歯における形成不全の発生率は35％で，白斑・黄斑やエナメル質の一部に陥凹がみられた．乳歯外傷の一般的な永久歯への影響の確率が41〜69％と報告されており[1,2]，このたびの乳歯再植症例では後継永久歯への影響は比較的低率であったことから，外傷により脱落した乳歯の再植の適応症と再植法として，（1）と（2）の内容は容認できることが示唆された．

### 参考文献

1) Andreasen JO, Ravn JJ.：The effect of traumatic injuries to primary teeth on their permanent successors. II A clinical and radiographic follow-up study of 213 injured teeth. Scand J Dent Res 79：284-294, 1971.
2) 宮新美智世，仲山みね子，石川雅章，小野博志，髙木裕三：乳歯の外傷に関する臨床的研究 第4報 長期的臨床経過について．小児歯誌 34：1215-1225，1996.
3) 石川雅章，佐藤公子，宮新美智世：乳歯の外傷に関する臨床的研究 第3報―後継永久歯へ与える影響―．小児歯誌 28：397-406，1990.
4) 宮新美智世：外傷による脱落乳歯の再植法に関する臨床的評価．「ここまで使えるコンポジットレジン」別冊 Quintessence Year Book，192-199，2012.
5) 島田 学，宮新美智世，髙木裕三：外傷を受けた歯根未完成乳歯に対するApexificationとその評価．第10回日本外傷歯学会大会．福岡，2010年11月13，14日．

# III-12　歯槽骨骨折を伴った乳歯の完全脱臼歯の再植

## 症例

　乳歯の完全脱臼は受傷から来院までの時間，脱落歯の歯根吸収状態，保存状態，歯槽部の損傷状態によって治療方針を決定する．

　今回，以下の症例について臨床的検討を行ったので報告する．

　患児は1歳6か月の男児で，自転車の後部に座っており，自転車ごと転倒した．サドルが下顎部に直撃し，激しい出血と疼痛により1時間以内に救急車にて某大学付属病院口腔外科を受診し，翌日当院を受診した．下顎右側乳中切歯・下顎左側乳中切歯・下顎左側乳側切歯の3歯は完全脱臼し，それに伴って歯槽骨骨折が認められたので，口腔外科にて3歯を再植し元の歯槽窩の位置に戻し，ワイヤーとシーネ，およびレジンセメントにて再植固定されていた．

### ＜初診時＞

☆当院にてデンタルエックス線撮影を行い，1か月間，経過観察を行った（図①，②）．

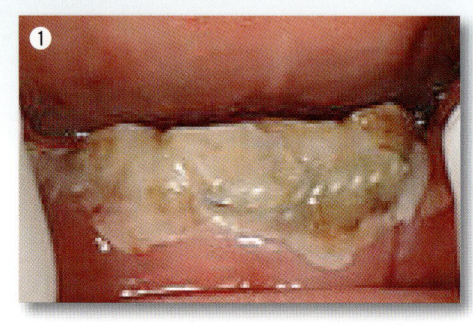

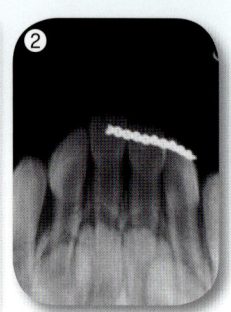

### ＜1か月後＞

☆固定除去を行い，デンタルエックス線撮影を行った．歯の完全脱臼に伴う歯槽突起の一部骨折や骨折線は明らかでない場合も多いが，この時点での口腔内所見としてはとくに問題はみられない（図③，④）．

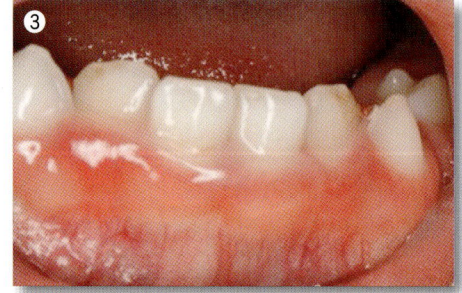

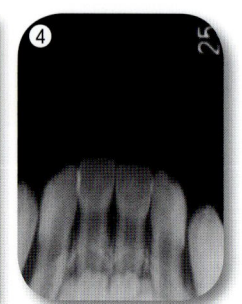

### ＜受傷より8か月後＞

☆2歳2か月時．自覚症状はなく，歯槽硬線，骨梁，後継永久歯はデンタルエックス線写真により明瞭に認められた．再植した3歯にもとくに異常はみられない（図⑤，⑥）．

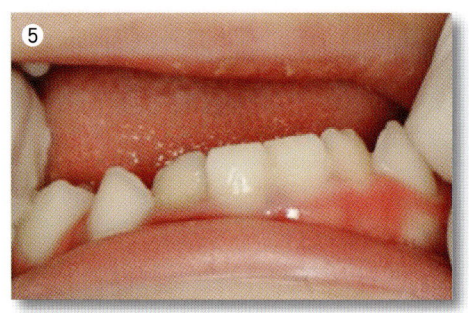

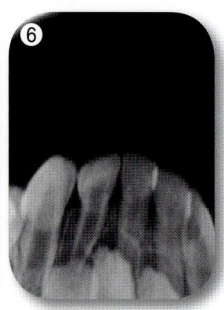

III　治療法の実際

<受傷より1年6か月後>

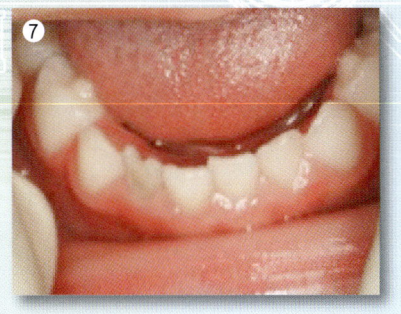

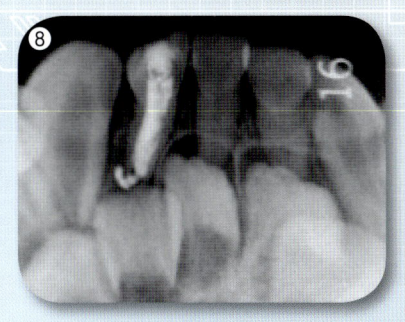

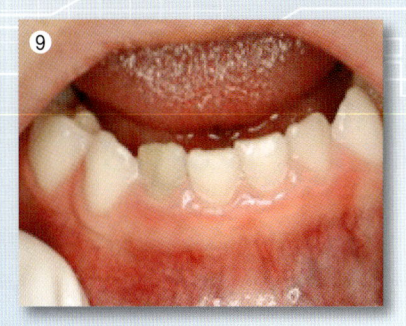

☆乳歯列は完成期にあるが，B̄の歯冠が破折し，着色がみられ，Fistel の形成が認められたので直ちに感染根管処置を施し，水酸化カルシウム製剤による根管充填と，コンポジットレジンによる歯冠修復を行った（図⑦〜⑨）．

<受傷より1年7か月後>

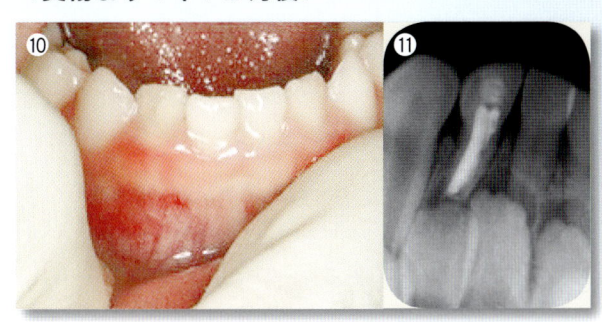

<受傷より2年3か月後>

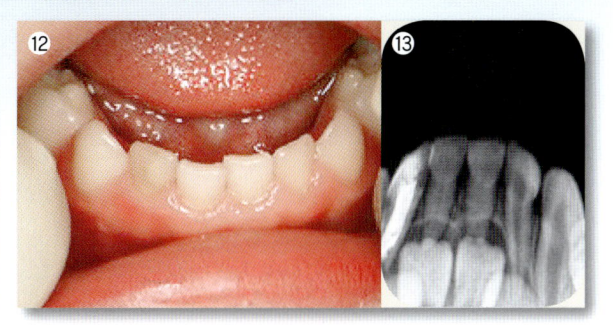

<受傷より2年7か月後>

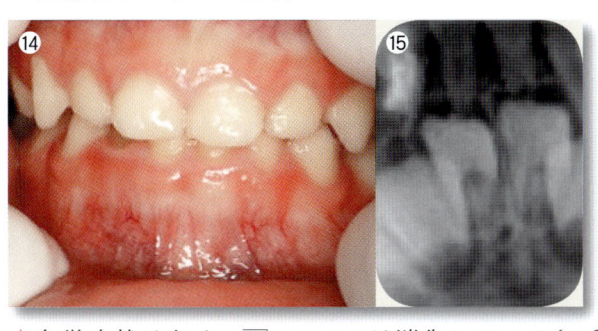

<受傷より2年10か月後>

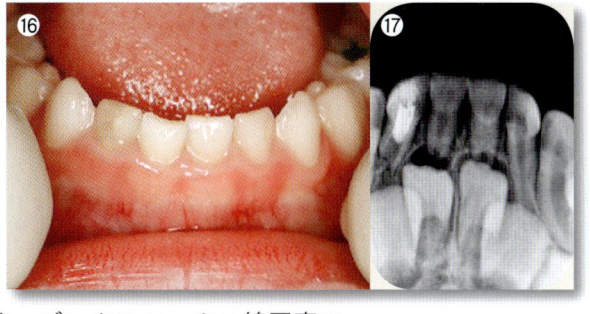

☆自覚症状はなく，B̄の Fistel は消失している（図⑩）．デンタルエックス線写真でも，再植歯はとくに問題はなく，B̄の根管充填材は吸収している（図⑪）．B̄を含み，再植歯は咬合機能を営むことができ，乳歯根の吸収開始時期でもあり，後継永久歯も順調に発育していると思われる（図⑫，⑬）．B̄の Fistel は消失し，根管充填材には吸収所見がみられ，再植歯に病的吸収像はみられない（図⑭，⑮）．B̄に Fistel はみられず，再植歯にもとくに異常はみられない（図⑯，⑰）．

**参考文献**
1）Goto S, Ikegami S, Goto M, et al. : Clinical Evalution of the Replantation of Dislocated Teeth due to Trauma. J.J.A.D.T. 6:19-27, 2010.

# III-13 乳歯外傷を伴う歯槽骨骨折

## 歯槽骨骨折

　小児の顎骨は成人よりも骨梁が疎であり，柔軟で弾力性に富むため，乳歯の外傷では通常強い外力を受けても骨折を起こさず，歯の陥入または転位をきたすことが多い．しかしながら，外力の種類，作用した力の方向，強さ，受傷時の状況によっては外力が同時に複数歯に加わり，歯槽骨骨折が発生することもある．歯槽骨骨折の臨床的な所見では2歯以上が同時に一塊動揺し，歯肉に裂傷や挫傷，粘膜剥離などを伴っていることが多い．

## 処置方針

　治療の術式としては外傷部位を消毒後，局所麻酔下に歯と歯槽骨を可能な限り正しい位置に徒手整復し，歯肉の裂傷などがあれば歯肉縫合を行う．次いで，十分な歯冠高径が得られれば接着性レジンと0.7mm以上の矯正用ワイヤーを歯列弓の形に合わせて屈曲し，光硬化型コンポジットレジンを用いて線副子による固定を行う．固定後は口腔清掃の指導を保護者に行い，抗菌薬を投与して感染予防を図りながら安静を保つ．指しゃぶりやタオル噛み，弄舌癖などの習癖は外力を加えることになるので中止させる．固定は6週間後に除去する．
　線副子での固定が困難な場合は熱可塑性樹脂シートにて作製したシーネを装着する．術式は歯と歯槽骨の徒手整復，歯肉縫合後，全顎の印象採得を行い，シーネ作製用の模型を作製する．その後，加熱加圧成型器にて作製したシーネを口腔内に装着し，歯肉との縫合を行う．
　以上のように外傷歯が保存可能で，歯や歯槽骨の整復が可能であれば，可及的に徒手整復を行った後に固定を行うが，外傷発生から来院までの経過時間が長い場合，重症で固定源のないもの，感染により炎症の強いものや交換期が近い乳歯では抜歯を勧める．

## 予後観察

　予後について，歯周組織の治癒は適切な整復がなされればほとんど問題となることはないため，小児の成長発育を見守りながら，長期にわたって経過観察を行う．また，抜歯が必要となった場合においてもそれぞれの年齢と歯列に合った咬合誘導処置を適宜行う必要があり，とくに永久歯の萌出に伴う乳歯との交換をスムーズに行わせ，歯列・咬合関係を育成することが重要である．

## III 治療法の実際

### ● 症例

患児は1歳5か月の男児で，主訴は下顎前歯の外傷．自宅の階段で転倒し，下顎前歯部を強打した．数時間後，救急病院を受診し，消毒処置のみを受け，翌日当科を受診した．

＜初診時＞

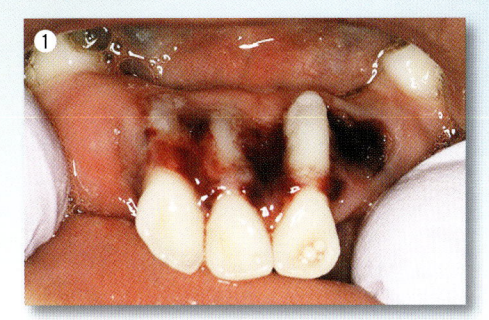

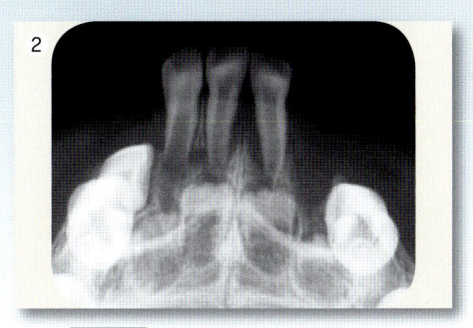

☆ B̄C̄癒合歯は完全脱臼し，口腔外に脱落した．B̄ĀA は唇側に著しく変位し，歯肉に付着しているのみであった．B̄Ā は同時に動揺を認め，周囲歯肉には裂傷，粘膜の剥離を認めた（図①）．

☆エックス線写真では B̄C̄癒合歯の完全脱臼，B̄ĀA の脱臼，B̄Ā にかけての歯槽骨の骨折が認められた．乳前歯は歯根完成前であった（図②）．

＜診断＞
☆歯槽骨骨折を伴う下顎乳前歯の外傷性歯牙脱臼．

＜処置＞
☆Ā抜去後，歯槽骨とともに B̄Ā を一塊として抜去し，歯肉の縫合を行った．B̄C̄癒合歯は外傷時にすでに脱落していた（図③）．

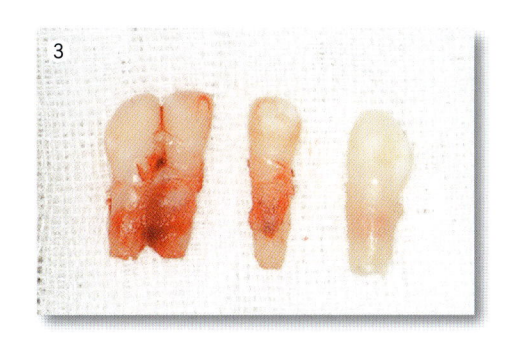

＜予後観察＞
☆今後，乳歯咬合完成期までは予後観察を行いながら，口腔の発育支援を行い，その後，乳歯義歯の適応年齢になったところで，乳前歯早期喪失に伴う機能不全や審美障害に対応する予定である．最終的には永久歯咬合完成までの管理が必要と考える．

# III-14 乳歯外傷を伴う顎骨骨折線上の処置

## はじめに

　以前より，外傷時の顎骨骨折線上の歯については，骨折処置の立場から議論されているが，抜歯すべきか保存すべきかについて，一定の見解は得られていない．一般的には，顎骨の整復を行う際に，骨折線上の歯が感染源となるか，あるいは整復の妨げとなるかの2点を考慮して，抜歯か保存かを決定する．

　骨折線上の歯が感染源となるかどうかについては，骨折線上の歯を保存して顎骨の整復固定を行うと術後感染症が高率に発生するとの意見がある一方で，逆に，骨折線上の歯を抜歯することで十分な骨の固定が得られなくなり，やはり術後感染を起こすとの意見もあるが，これらはいずれも科学的根拠が明確ではない．

　したがって，実際の処置にあたっては，高度な炎症所見のある歯や顎骨整復の妨げとなる歯は抜歯されるが，そうでない場合には保存されることが多い．

　顎骨骨折の治療には観血的整復固定術と非観血的整復固定術があるが，乳歯外傷を伴う顎骨骨折の治療の際には，顎骨内の後継永久歯歯胚への影響や顎骨の成長を考慮し，非観血的に対応されることがほとんどである．非観血的整復固定術では整復困難な症例に対してのみ，まれに顎骨骨折に対してプレート固定などの観血的整復固定術が行われるが，歯胚を傷害しない位置でのスクリュー固定や，顎骨成長抑制を防ぐためにプレート固定期間を短縮するなどの配慮が必要になる．

　顎骨骨折治療の際，外傷を受けた乳歯に対しては，経過観察あるいは整復固定が行われるが，2歳以下では，乳歯に依存する固定は困難であり，徒手整復による歯列の連続性の回復のみがなされ，歯を利用した固定は行われないことが多い．2～6歳では，乳歯を利用した線副子などの固定が可能となる．7歳以降では，乳歯の歯根吸収が始まっているため，線副子ではなく床副子などの固定が必要となることもある．

## 症例1

　1歳8か月の男児．B|舌側転位，下顎骨骨折（神鋼加古川病院症例）（図①～⑥）：自転車の補助台に乗せていた際に自転車が横転し顔面を強打して受傷した．画像診断後，局所麻酔下に徒手整復を行って歯列の連続性を回復し，弾力包帯にて固定した．B|は軽度の舌側転位を認めたが動揺はなく，経過観察とした．その後，B|の軽度舌側転位は残存しているが，経過良好である．

III 治療法の実際

<初診時>

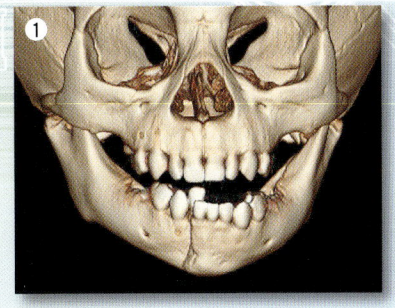

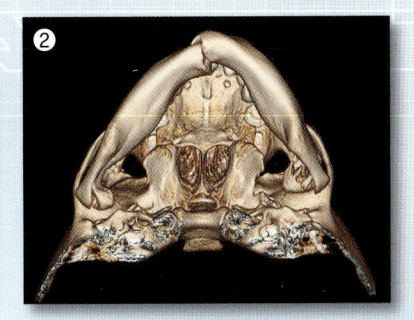

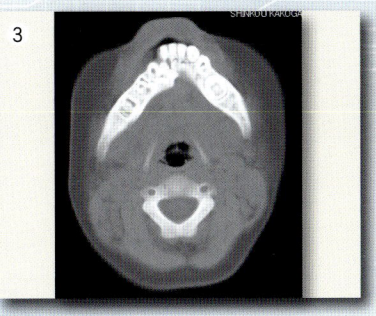

☆3DCT像：正面像(図①)，下顎下縁像(図②)．下顎正中部よりやや右側に骨折線を認める．
☆CT像：骨片の転位を認める(図③)．

<整復後>                                    <3年5か月後>

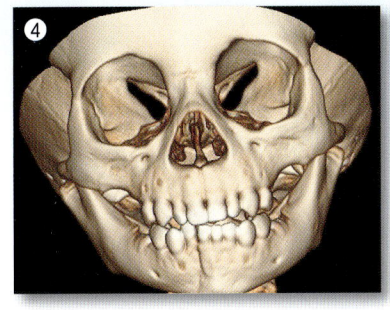

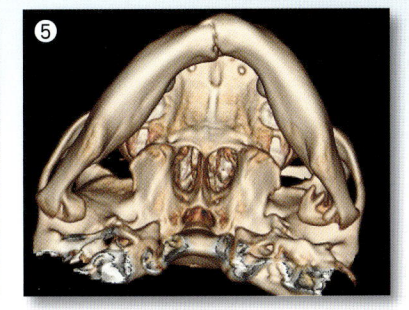

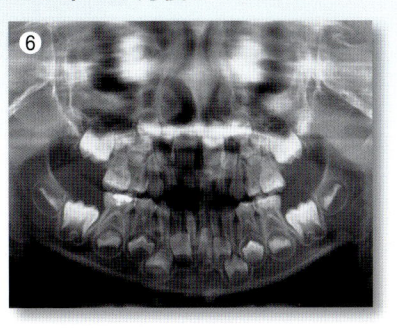

☆3DCT像：正面像(図④)，下顎下縁像(図⑤)．
☆パノラマエックス線像：下顎前歯部歯胚に異常を認めない(図⑥)．

## 症例2

6歳の男児．B|～|B不完全脱臼，歯肉裂傷，歯槽骨骨折．（済生会兵庫県病院症例）(図⑦，⑧)：転倒して受傷した．挺出および口蓋側転位していたB|～|Bを徒手整復後，C|～|C間でワイヤーとレジンによる固定を行った．その後，経過良好である．

<初診時>
☆デンタルエックス線像(図⑦)．

<受傷2週後>
☆口腔内写真(図⑧)．

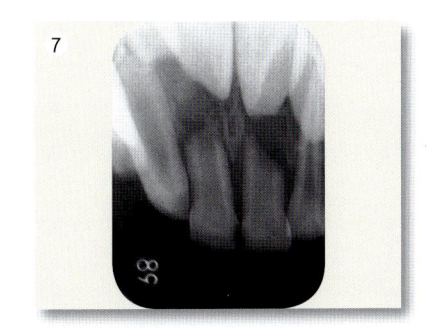

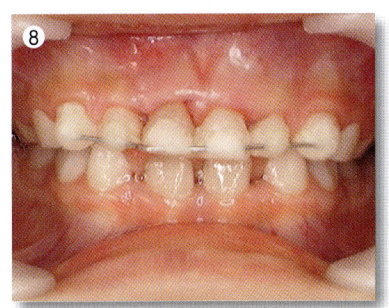

III-14 乳歯外傷を伴う顎骨骨折線上の処置　073

# III-15　乳歯外傷の固定法

## 固定法の適応症

　乳歯外傷の受傷様式は，動揺と震盪がもっとも多く，陥入，挺出，転位の不完全脱臼に完全脱臼を合わせると全体の約65％となり，固定処置が必要となる症例は少なくない．しかし，乳歯の外傷は1～3歳が好発年齢であることから，患児の協力が得られず，外傷歯固定の施術が困難となる場合が多い．また1歳以下の乳児においては，固定源となる隣在歯が萌出しておらず，固定法の選択肢も限られる．

　日本外傷歯学会の「歯の外傷治療のガイドライン」によると，乳歯外傷で固定が必要な症例は，①亜脱臼（歯の転位はないが明らかな動揺を伴うもの），②側方脱臼，③挺出，④完全脱臼，⑤歯槽骨骨折，⑥歯根破折などがある．

## 治療方針

　亜脱臼で咀嚼痛がある場合は，歯の安静を保つために固定を行う．側方脱臼や挺出した歯は咬合に支障をきたすため，手指で歯を元の位置に整復し固定を行う．歯の転位が大きい場合は，整復の前に局所の浸潤麻酔を行う．これにより，整復時の疼痛が除去され，患部の出血も抑制され術野が明瞭となる．

　乳歯の完全脱臼に関しては，永久歯胚への影響を考えて，原則として再植は行わないとされてきた．しかし近年，歯の保存状態，歯槽窩の状態，受診までの時間などに問題がなく，保護者と患児の協力が得られる場合には再植が試みられている．ただし，歯が脱落してから受診までに，3時間以上経過している場合や，持参された脱落歯の歯根膜が乾燥している場合は，再植を行っても予後は良くない．脱落歯の保存に関しては，歯の保存液，牛乳，生理食塩水に浸漬するのが望ましい．なお，後継永久歯との交換時期が近く根吸収がみられる場合，あるいは来院までの時間が長く歯の保存状態が不良である場合は，乳歯の再植は行わない．

　歯根破折は破折の位置によって対応が異なる．破折部が根尖3分の1以下で，咬合痛などの不快症状がなければ経過観察とする．破折部が根尖3分の1から根中央部の間であれば隣在歯と2～3か月間固定する（症例1）．破折部が歯頸側3分の1以内である場合は，歯の保存は困難であり抜去する．

　歯の陥入に関しては，根未完成歯では自然萌出を期待して整復・固定を行わず，経過観察とする（症例2）．歯根が完成した乳歯で歯冠が3分の2以上陥入したものは，整復・固定あるいは抜歯の処置がとられる．

Ⅲ　治療法の実際

<症例1：4歳男児>

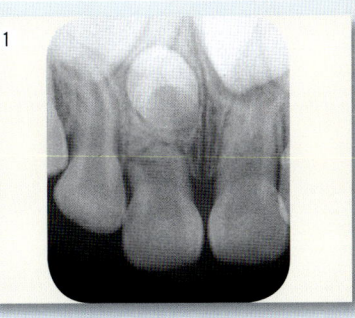

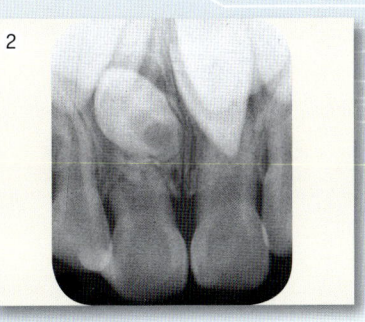

☆初診時のデンタルエックス線写真．Ａ|の歯根が根尖部3分の1から中央部にかけて破折している．破折した歯根の近心部に逆性埋伏過剰歯をみる（図①）．
☆受傷3か月後．咬合痛があるため両隣在歯と接着性レジンセメントによる固定を継続して行っている（図②）．

<症例2：2歳男児>

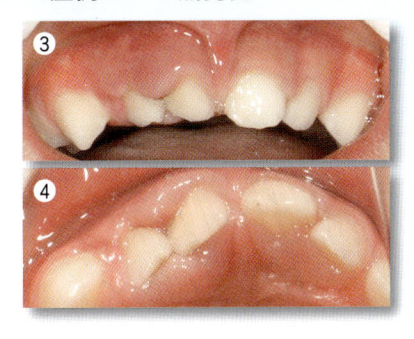

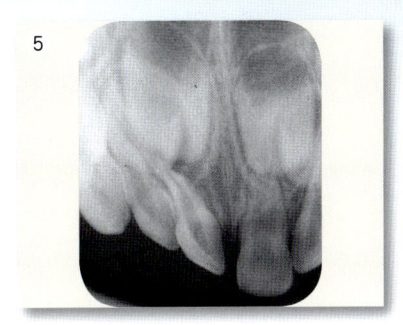

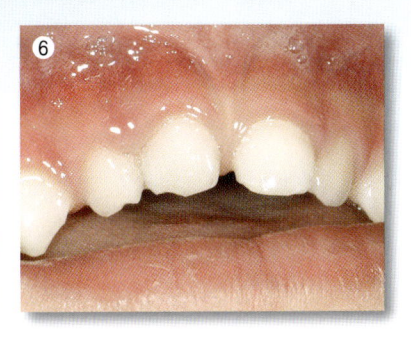

☆初診時の口腔内写真（図③，④）．ＢＡ|陥入後，1週間経過して来院．ＢＡ|は陥入し，口蓋側に転位している．再萌出を期待し，経過観察とした．同，デンタルエックス線写真（図⑤）．
☆初診から4週間後．ＢＡ|の自然萌出をみる（図⑥）．
☆再萌出したＢＡ|（図⑦）．

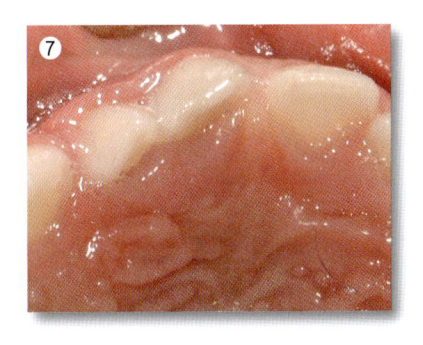

## 固定法の実際

　歯の固定法には，①接着性レジンセメントによるもの（⇒次頁の症例3），②ワイヤーと接着性レジンによるもの，③シーネを用いたもの，④床型保隙装置を利用したものなどがある．いずれにしても，歯の固定に際しては，①受動的な力が作用する，②生理的な動揺を許容する，③軟組織に為害作用がない，④咬合に影響を与えない，という条件を満たす方法が望ましい．さらに低年齢児の歯の固定においては，施術時間が短いことや固定後の除去が容易であることも固定材の重要な具備条件である．⇒次頁へつづく

Ⅲ-15　乳歯外傷の固定法

# III - 15　乳歯外傷の固定法（つづき）

＜症例3：3歳男児＞

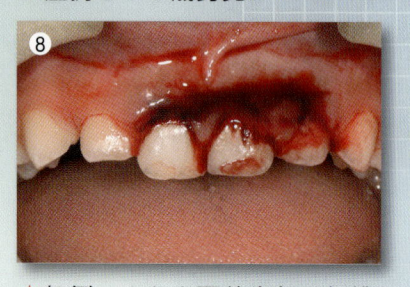

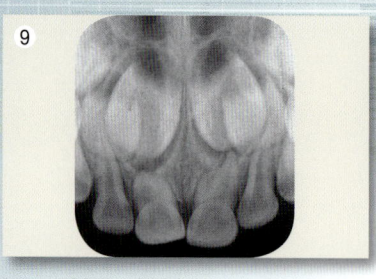

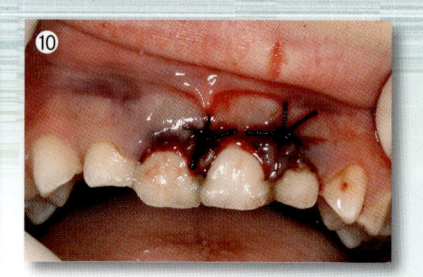

☆転倒により上顎前歯部を打撲．A|Aに動揺，頰側歯肉に裂傷，下唇に咬傷あり（図⑧）．|Aは根尖端部に形態異常を，Aに歯根の短小をみる（図⑨）．同部への外傷の既往が疑われる．

☆受傷歯の整復を行い歯肉を縫合後，接着性レジンセメントで上顎4前歯を固定（図⑩）．感染予防のため抗菌薬を投与した．

☆受傷1週間後に抜糸を行った（図⑪）．抜糸までの期間，希釈した含嗽剤を含ませた綿棒で歯頸部の清掃を行ってもらった．

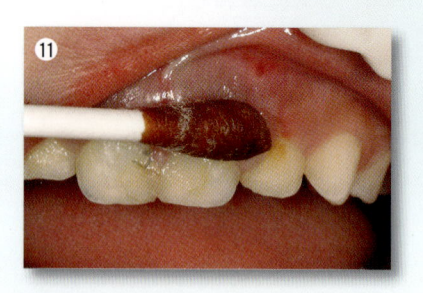

　受傷歯が複数歯にわたる症例や，歯の転位が著しい症例では，歯の整復後に矯正線と接着性レジンによる固定を行う．受傷歯を固定する隣接歯が萌出前で存在しない場合は，シーネを作製し固定する．接着性レジンを用いた固定では，歯面の清掃〜歯面処理〜水洗〜乾燥〜接着材の塗布〜硬化という一連の操作が必要である．化学重合型レジンを用いた場合，十分に硬化するまでに5分以上を必要とする．低年齢児においては身体抑制下で治療することも多く，これらの操作を確実に行うことは困難であり，固定期間中に固定材が脱落することも少なくない．近年，光重合型動揺歯固定接着材が発売され，施術に要する時間はかなり短縮されている（症例4）．

＜症例4：光重合型動揺歯固定接着材の応用＞

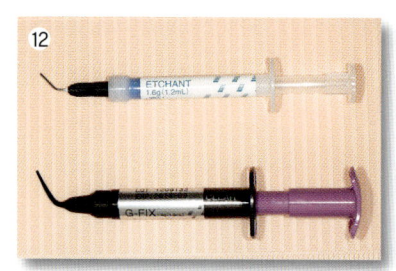

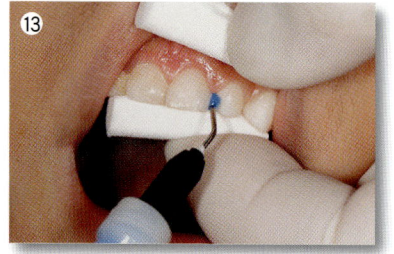

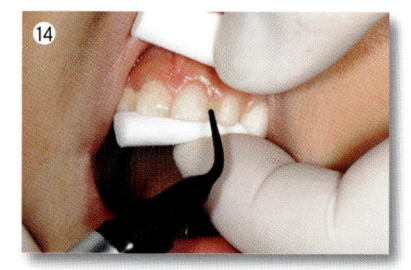

☆光重合型動揺歯固定接着材（G-Fix，GC）（図⑫）．シリンジに入ったエッチング材（上）と光重合型レジンペースト（下）．

☆G-Fixを用いた上顎左側乳切歯の固定．歯面清掃後，エッチング材（青色）にて30秒間エナメル質を酸処理（図⑬），水洗，乾燥を行う．レジンペーストをシリンジから直接歯面に築盛する（図⑭）．余剰レジンを探針などで除去し形態を整える．光照射器にて硬化させる（ハロゲン20秒）（図⑮）．

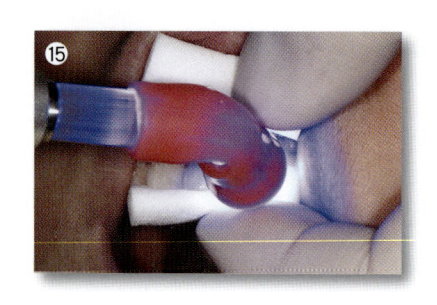

## III 治療法の実際

### 固定後の注意点

　固定後の注意点としては，①固定歯で強く咬まない，とくに硬い食物を避ける，②固定してある歯の清掃法を指導し口腔内を清潔に保つ，③固定が脱離した場合は速やかに受診してもらう，などがある．また歯の清掃に関しては，受傷後数日は歯肉に炎症や傷があり，歯ブラシを当てると痛みを訴えることがある．この場合，ほぐした綿棒に含嗽剤の希釈液を含ませて，歯と歯肉の境界部を優しく清拭するよう保護者に指導する（図⑪参照）．

　固定の期間は，通常10日から14日が一般的で，歯槽骨骨折では約6週間，歯根破折では約2〜3か月間である．固定除去後に受傷歯が歯髄壊死に陥り，歯内療法処置が必要となる場合もある（症例5）．受傷歯の変色や動揺などの症状がみられた場合，速やかに歯科を受診するよう，あらかじめ保護者に説明を行っておく必要がある．乳歯の外傷で固定を行わず抜歯となる例としては，歯の交換期で根吸収が著しい場合，整復困難な歯槽骨骨折がある場合，整復後の固定源がない場合，陳旧性の外傷である場合などがある．

### ＜症例5：4歳男児＞

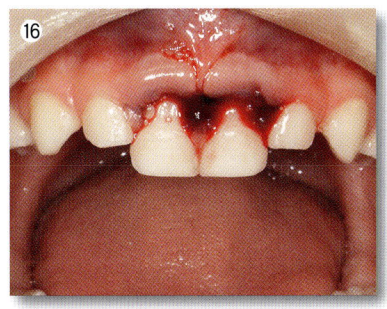

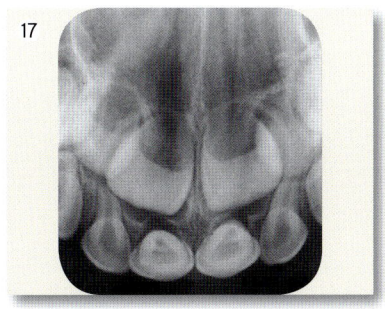

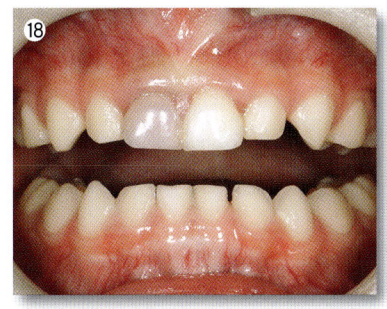

☆上顎前歯部を強打し来院．A|A の挺出をみる（図⑯）．同，デンタルエックス線写真（図⑰）．A|A は不完全脱臼状態．B|B に歯根膜腔の拡大をみる．浸潤麻酔を行い手指にて整復し，接着性レジンセメントにて B〜B を10日間固定した．

☆受傷から3週間後，A| の変色をみる（図⑱）．A| は，痛みのため歯内療法が必要となった．

#### 参考文献
1）日本小児歯科学会：小児の歯の外傷の実態調査．小児歯誌 34：1−20，1996．
2）日本外傷歯学会：歯の外傷治療のガイドライン．日外傷歯誌 8：116−120，2012．
3）井上美津子：乳歯の外傷性脱臼への対応．昭歯誌 27：189−194，2007．
4）宮新美智世：歯と口腔の外傷．外来小児科 8：395−396，2005．
5）田口　洋：乳歯の陥入と完全脱臼．こんな時あなたならどうする―成長発育期における咬合の育成と治療．小児歯誌 40：219−219，2002．

# III-16　小児の軟組織損傷の処置

## ● 症例1：上唇小帯の裂傷

＜主訴＞
　患者は5歳4か月の男児で，上唇小帯が裂けた（図①）．

＜現病歴＞
　部屋で転倒，上顎を打撲し，口腔からの出血のため，受傷1時間後に来院．全身的特記事項なし．

＜現症＞
　精査により，上唇小帯の裂傷と小帯周囲の軽い擦過傷で，上顎乳前歯部および歯周組織などに特記事項は認められなかった．上唇小帯の裂傷による出血は止まっていたが，創部は開いていた．

＜処置＞
　創部の消毒，局所麻酔を行い，精査により異物が創部に存在していないことを確認後，1糸縫合した（図②）．最後に，創部に軟膏を塗布した．受傷場所が部屋の中であり，創部が広範囲にわたるものでなかったこと，受傷後速やかに受診したこと，全身状態に特記事項が認められなかったことより，1日数回の軟膏の塗布を指示し，抗菌薬軟膏のみを投薬した．

＜経過＞
　1週間後に抜糸．不快症状および特記事項は認められなかった．その後の経過観察でも特記事項は認められず，上唇小帯の形態も正常に回復した（図③）．

＜来院時＞　　　　＜縫合＞ 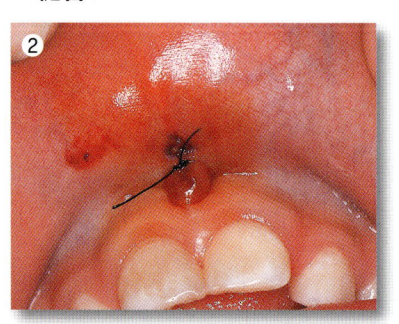　　　　＜受傷1年後＞

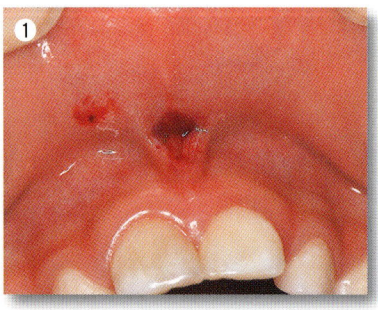

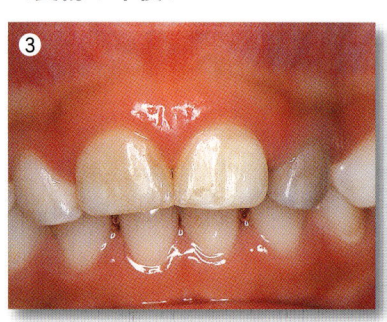

☆外傷により上唇小帯は裂けており，創部は開いている（図①）．
☆1糸縫合し，創部を閉鎖した（図②）．
☆上唇小帯の形態は正常に回復しており，特記事項は認められない（図③）．

## 症例2：舌の裂傷

<主訴>
　患者は5歳4か月の女児で，舌を咬んだ（図④）．

<現病歴>
　自転車に乗っていて転倒し，舌を咬んだ．受傷2時間後に来院．全身的特記事項なし．

<現症>
　精査により，舌の裂傷と下口唇の軽い擦過傷で，その他の部位に特記事項は認められなかった．舌の裂傷による出血はほぼ止まっていた．しかし，舌を動かして創部を確認したところ，比較的深い裂傷だった（図⑤）．

<処置>
　創部の消毒，局所麻酔を行い，再度創内の消毒を行い，精査により異物が創部に存在していないこと，および創部の深さを確認後，5糸縫合した．受傷場所が外であり，比較的深い裂傷であったため，感染予防と鎮痛のため抗菌薬と鎮痛薬を投薬した．

<経過>
　1週間後に抜糸．下口唇の擦過傷は治癒しており，不快症状および特記事項は認められなかった．その後の経過観察でも特記事項は認められず，創部は正常に回復した（図⑥）．

<来院時>　　　　　　　　<精査> 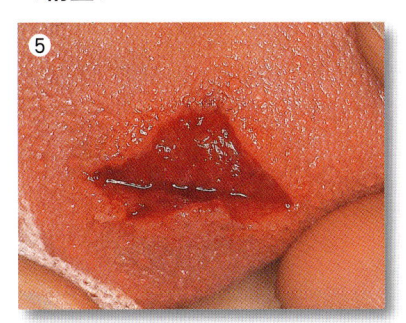　　　　　　　　<受傷2か月後>

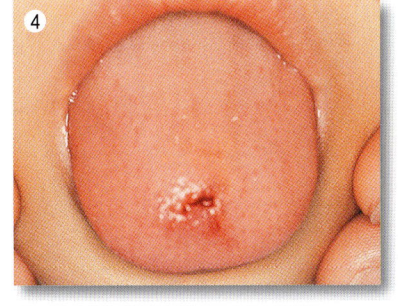

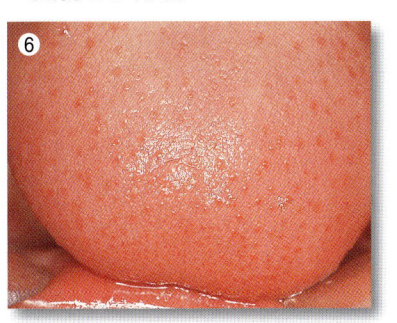

☆舌に裂傷を認める（図④）．
☆創部は比較的深い（図⑤）．
☆創部は正常な表面をしており，機能的に特記事項は認められない（図⑥）．

⇒次頁へつづく

# III-16　小児の軟組織損傷の処置（つづき）

## 症例3：咬傷（裂傷および挫傷）

<主訴>
患者は5歳5か月の男児で，唇を咬んだ所が白くなってきた．

<現病歴>
2日前，局所麻酔下で右側乳臼歯部のう蝕治療を行った．処置後咬んだようで，帰宅後，口唇の腫脹が顕著になってきた．しかし，疼痛などを認めないため，経過をみていたが，本日になって，咬んだ所が白くなっているのに保護者が気づき来院．全身的特記事項なし．

<現症>
精査により，上口唇右側部に腫脹が認められ（図⑦，⑧），上口唇をめくると白い膜に覆われた創部が認められた（図⑨）．疼痛および不快症状を患児は認めておらず，出血など特記事項も認められなかった．

<処置>
創部を消毒し，その後に軟膏を塗布した．上口唇の創部は治癒傾向を示しており，創部の白い膜は痂皮であり，治癒経過の一つの段階であることを保護者に説明した．また，上口唇の腫脹も消退傾向を示していること，その他に特記事項が認められなかったことより，1日数回の軟膏の塗布を指示し，抗菌薬軟膏のみを投薬した．

<経過>
1週間後に経過観察．上口唇の創部は正常に回復しており，不快症状および特記事項は認められなかった．その後の経過観察でも特記事項は認められていない．

<受傷2日後>

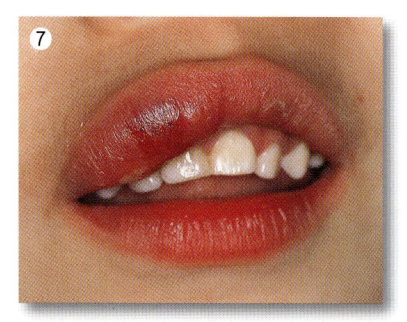

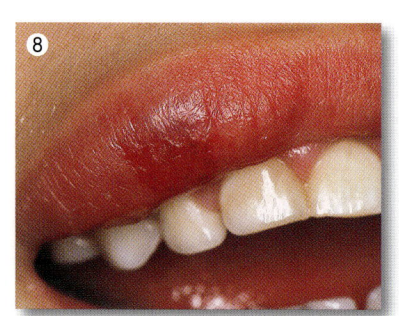

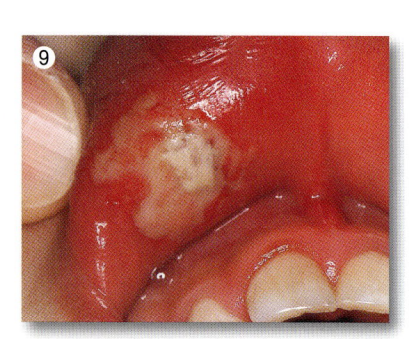

☆2日前の歯科治療後に上口唇を咬んだ（裂傷および挫傷）．上口唇右側部に腫脹が認められる（図⑦，⑧）．
☆口唇内面の白い痂皮に覆われた創部（裂傷および挫傷）（図⑨）．

## 症例 4：歯肉の擦過傷

<主訴>
　3歳9か月の女児で，下の前歯をぶつけた．
<現病歴>
　夜間，家の階段から転落．翌日来院（受傷11時間後）．先天性心疾患により小児科で管理中である．
<現症>
　精査により，A|Aの軽度の転位，|Aの歯牙脱臼および|A唇側歯肉の擦過傷（図⑩）を認め，下口唇は浅い裂傷で，その他の部位に特記事項は認められなかった．口腔内の出血は止まっていた．|Aの動揺が著しくエックス線写真で歯根膜腔の拡大が認められた．同部歯肉の擦過傷部は一部粘膜が剥離しており発赤腫脹が認められた．
<処置>
　創部の消毒を行い，|Aを矯正用弾線と接着性レジンにて暫間固定を行った（図⑪）．また，創部の保護と感染防止のため，歯肉の擦過傷と下口唇の裂傷部に軟膏を塗布した．先天性心疾患を有する患児のため，感染予防のため抗菌薬と抗菌薬軟膏を投薬した．
<経過>
　1週間後，暫間固定を除去した．乳中切歯の動揺は消退，歯肉の擦過傷および下口唇の裂傷は治癒しており，不快症状および特記事項は認められなかった．その後の経過観察でも特記事項は認められず，全身状態についても良好を維持している．

<来院時>　　　　　　　　　　　<暫間固定時>

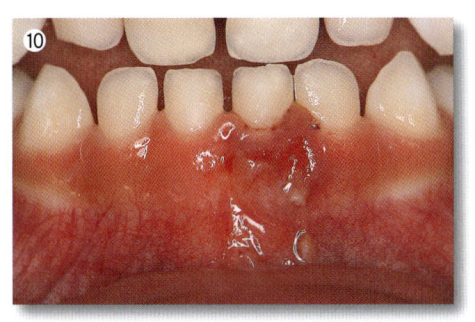

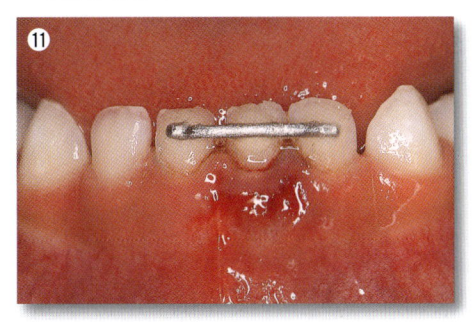

☆|A唇側歯肉に擦過傷が認められ，辺縁歯肉は発赤腫脹（図⑩）．
☆|Aの暫間固定後，創部の保護と感染防止のため，抗菌薬軟膏を塗布（図⑪）．

⇒次頁へつづく

# III-16　小児の軟組織損傷の処置（つづき）

## ● 症例5：広範囲の裂傷

＜主訴＞
　4歳10か月の女児で，上口唇をぶつけた．

＜現病歴＞
　幼稚園の階段から転落，上口唇を打撲．直ちに近医を受診したものの，損傷が大きく，治療に対する協力度も低いため，当科を紹介され受傷3時間後に来院．全身的特記事項なし．

＜現症＞
　精査により，受傷部位は，上口唇の挫傷（図⑫）と上顎乳前歯部唇側歯肉頬移行部および上唇小帯の広範囲に及ぶ裂傷（図⑬）で，その他の上顎乳前歯部などに特記事項は認められなかった．出血は止まっていたが，上口唇は発赤腫脹し，口の開閉や口唇を大きく動かすと疼痛を認めた．

＜処置＞
　受傷後3時間であったが，受傷のショックと疼痛ならびに治療に対する不安から，患児はかなり興奮しており，まず落ち着かせることを第一とした．その後，創部の消毒，局所麻酔を行い，再度創内の消毒を行い，精査により異物が創部に存在していないことおよび創部の深さを確認後，5糸縫合した（図⑭）．比較的大きく深い裂傷であったため，感染予防と鎮痛のため抗菌薬と鎮痛薬を投薬した．

＜経過＞
　1週間後に抜糸（図⑮）．上口唇の挫傷はほぼ治癒しており（図⑯），不快症状および特記事項は認められなかった．その後の経過観察でも特記事項は認められず，創部は正常に回復した．

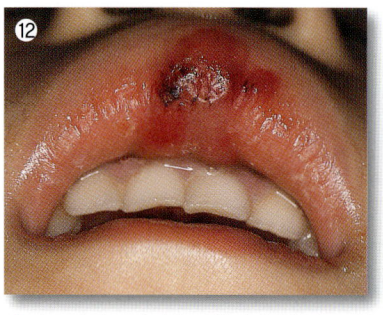

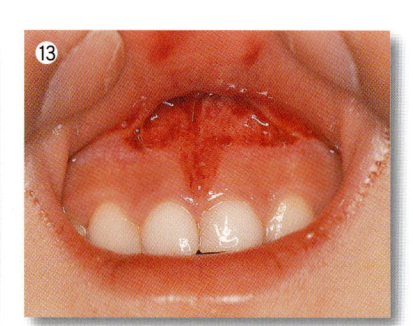

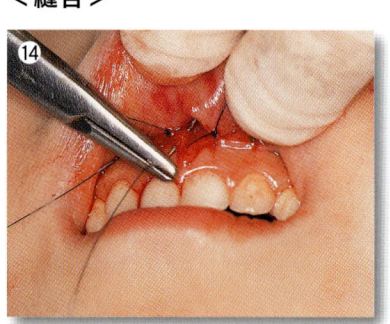

＜来院時＞　　　　　　　　　　　　　　　　　　　　　　　　＜縫合＞

☆上口唇正中部が発赤腫脹（図⑫）．
☆上顎乳前歯部唇側歯肉頬移行部および上唇小帯の広範囲に及ぶ裂傷．口の開閉により疼痛を認める（図⑬）．
☆創部を整復し，5糸縫合（図⑭）．

## III 治療法の実際

＜受傷 1 週間後＞

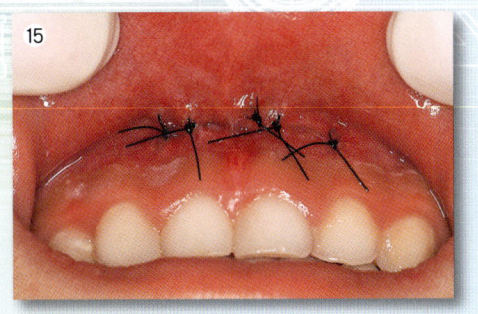

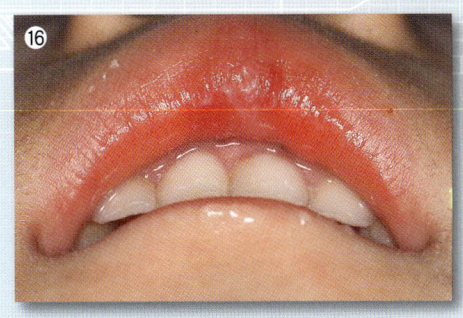

☆創部に腫脹などの不快事項は認められない．写真は抜糸前（図⑮）．
☆上口唇の挫傷はほぼ治癒している（図⑯）．

## ● 小児の軟組織損傷の予後

　一般的に，7～10日で軟組織損傷の表面の治癒はほぼ完了する．完全な治癒については，創部の状態にもよるがかなりの時間が必要となる．縫合を必要とした症例では，およそ7日で抜糸ができる．
　視覚的な治癒のほかに，機能的な治癒（創部を含めた円滑な動き），感覚的な治癒（痺れ，違和感，動きに関する障害）についても，詳細に調べる必要がある．当然，抜糸の後，定期検査（経過観察）を継続すべきである．

＜予後を左右する因子＞
- 受傷から処置までの時間：受傷から処置までの時間は短いほど予後良好となる．
- 受傷場所と受傷状態：受傷場所および受傷状態により感染の可能性が異なる．
- 感染の有無：感染により創部の治癒に影響が生じ，予後は左右される．
- 受傷部位：口唇の損傷の場合，治癒経過の過程で粘液囊胞が生じる場合がある（図⑰）．したがって，粘液囊胞の可能性を予後説明時に行う必要がある．
- 創部の種類と大きさ：治癒過程とそれに要する時間が異なる．
- 予後観察：定期的な経過観察により創部の状態把握と適切な処置が可能となる．

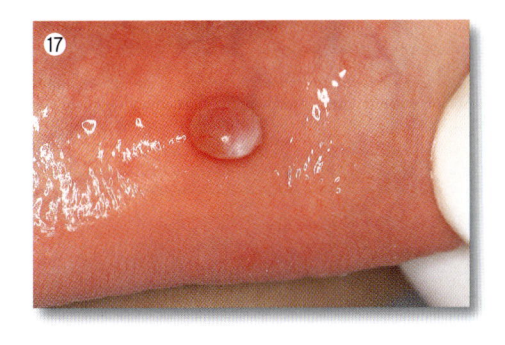

☆下口唇の粘液囊胞．下口唇の外傷受傷の経過観察中に認められた（図⑰）．

III-16 小児の軟組織損傷の処置　　083

# IV-1　乳歯外傷による変色

## 乳歯外傷による変色の頻度

　歯の外傷では受傷後に歯冠変色をきたすことがある．日本小児歯科学会が平成5年度に全国28大学附属病院小児歯科外来を受診した歯の外傷患者の統計調査を行ったところ，乳歯の受傷歯1,160歯のうち変色歯が154歯で，出現率は13.3%であったと報告している[1]．ただし，この調査は初診時の実態を調査したものであることから，継発症状として生じることも多い歯冠変色の出現実態よりも少ない数値になっている可能性が高い．一方，宮新らは乳歯外傷を受傷直後から後継永久歯萌出まで長期予後観察を行ったところ，受傷歯45歯のうち歯冠変色が12歯（26%）に認められ，それらを外傷の種類別で分類すると出現率はそれぞれ亜脱臼では17%，陥入は21%，転位・挺出が71%であったと報告している[2]．これらのことから，乳歯外傷では受傷歯の25%前後に歯冠変色が生じる可能性があるといえる．また，外傷の種類では転位・挺出の症例に歯冠変色の出現頻度が高くなる傾向がある．

## 外傷による変色の種類とメカニズム

　前述の日本小児歯科学会の報告によると外傷による歯冠変色の色調は褐色・灰色・黒色・青色・赤色・ピンク色と記載されており，それらのおよその割合は褐色が50%，灰色が30%，残りが20%であった[1]．ところで，エナメル質はヒドロキシアパタイト結晶が構成成分のほとんどを占めているので光透過性がきわめて高く，透明に近い．一方，象牙質も同様の結晶成分が多いので光透過性は高いが，組織中に高密度に存在する象牙細管で光が乱反射するため，スリガラス様の半透明の白色～黄白色を示す．したがって，われわれが目にする歯冠色は大部分が象牙質と歯髄の色を反映しているとみなしてよい．このような特性があるので歯髄の赤血球密度が著しく増加したり，血色素分解産物が髄腔内面の象牙質表層に沈着すると歯冠が変色して見える．すなわち，歯髄内出血では赤色・ピンク色になるが，うっ血では青色・黒色となる．また，髄腔内にうっ滞した赤血球が破壊されると血色素分解産物が髄腔内面の象牙質表層に沈着して褐色・灰色を示すようになる．なお，外傷受傷歯では予後観察中に歯髄腔狭窄が生じることも少なくない．宮新らの報告によれば変色を認めた12歯のうち9歯は歯髄腔狭窄が生じていた[2]．歯髄腔狭窄は歯髄の退行変性によって髄腔内面に多量の不規則象牙質が形成されることで生じると考えられている．つまり，象牙質の厚みが増すことで，結果としてやや光透過性が減少した淡黄褐色の変色歯になると推測される．

# Ⅳ　乳歯外傷の予後

## 変色歯への対応

　前述の宮新らの報告では外傷乳歯45歯の経過観察中に歯髄腔狭窄が生じた13歯のうち9歯（69%）に歯冠変色が認められたが，歯髄に病変が生じた10歯では2歯（20%）だけに歯冠変色が認められたと記載されている[2]．ちなみに，歯髄腔狭窄が進行中の歯の歯髄は，生理的であるかは別として，vital であると評価できる．一方，I. Jacobsen and G. Sangnes は外傷受傷乳前歯の変色が歯髄壊死を合併する確率は60%程度であると報告している[3]．これらの報告は歯冠変色が必ずしも歯髄壊死の徴候ではないことを示しており，変色歯に直ちに歯内治療を行うことは避けなければならない．歯内治療では歯髄診断がきわめて重要であるが，電気歯髄診は低年齢児をはじめ，受傷後1～2か月の歯や歯髄腔狭窄が著しい場合は診断が困難である．そこで，根尖相当部の口腔粘膜の発赤・腫脹や歯の動揺度の亢進，エックス線写真における歯根外部吸収や根尖病巣の徴候なども基準に歯髄病変を診断してから歯内治療に入るべきであり，そのための継続的な経過観察が必要である．ところで，宮新らの報告では長期経過観察を行った外傷乳歯の中に受傷後2年3か月経過してから変色が確認されたものもあった[2]．したがって，歯の外傷では受傷歯の継続的な長期予後観察が望まれる．なお，受傷直後にみられる赤色・ピンク色や青色の歯冠変色は歯髄の内出血やうっ血が原因となっている可能性が高く，その場合には歯髄全体の生理機能が維持・回復されれば数か月で変色は自然に消退する．

### ＜症例＞

☆4歳3か月男児．前歯の変色で受診．歯の動揺や破折がなく，外傷の既往も不明確であったが，歯髄壊死が確認されたため歯内治療を行った．震盪もしくは亜脱臼により栄養血管が断裂して歯髄が壊死したと推察した（図①）

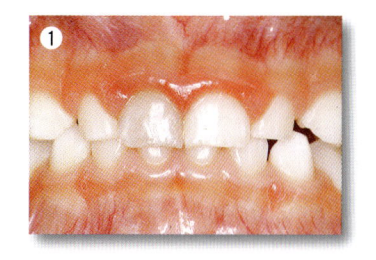

☆4歳1か月女児．前歯の変色で受診．前日に A| を打撲した．当該歯は動揺しているが転位しておらず，歯冠や歯根の破折も確認されなかった．亜脱臼に伴う歯髄内出血と診断した（図②）．

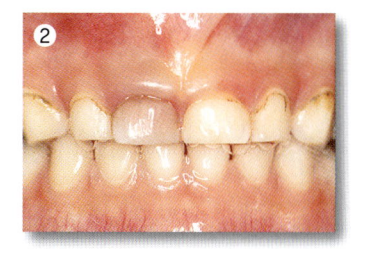

### 参考文献
1）日本小児歯科学会：小児の歯の外傷の実態調査．小児歯誌 34：1-20，1996．
2）宮新美智世，仲山みね子，石川雅章，小野博志，髙木裕三：外傷を受けた乳歯に関する臨床的研究 第4報 長期的臨床経過．小児歯誌 39：1078-1087，2001．
3）Jacobsen I, Sangnes G.:Traumatized primary anterior teeth. Prognosis related to calcific reactions in the pulp cavity. Acta Odontologica Scandinavica 36:199-204,1978.

# Ⅳ-2　外傷乳歯における歯根吸収

## ● 外傷の予後として生じる病的歯根吸収

　この種の歯根吸収は，外傷の予後として問題となる．歯根の外部吸収と内部吸収とに分けられる．

### 1．歯根外部吸収
　外傷の予後として歯根の外側面にみられる．主に表面吸収と炎症性吸収がある．

#### （1）表面吸収
　外傷により限局的に歯根膜あるいはセメント質に損傷が生じると，反応性に歯根外表面に局所的な吸収が生じることがある．表面吸収は歯根膜由来細胞によって治癒する．このような歯根表面に新しいセメント質により修復された表在性の吸収窩を表面吸収という（図①～③）．表面吸収は大きさが小さいためエックス線写真で確認することは難しい．表面吸収は進行することはなく自己限局的に自然修復され，動揺度も打診音も正常であり，臨床的にはあまり重要視する必要はない．

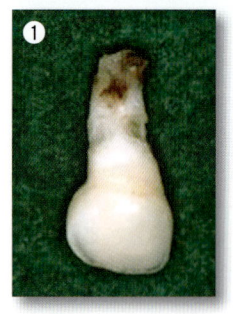

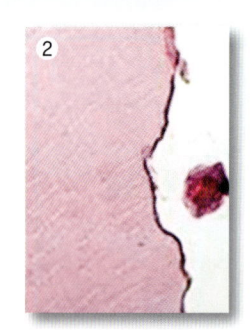

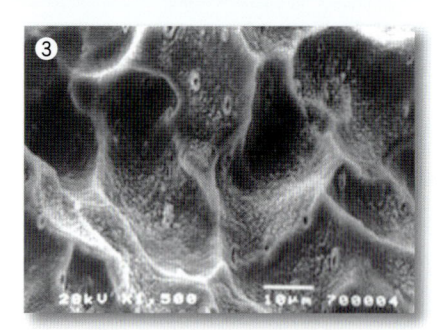

☆外傷で保存不可能と診断され抜去された A｜（図①）．同歯の薄切切片（図②）．ヘマトキシリンに濃染されたセメント質層が吸収窩縁に認められる．同歯の電子顕微鏡像（図③）．薄いセメント質で覆われた歯根部象牙質吸収窩．

#### （2）炎症性吸収
　この吸収は，歯髄の壊死や歯内治療後に生じた根管内の感染が原因となって，セメント質および象牙質が吸収され，歯根吸収部周囲の歯周組織には炎症が生じる．典型的なエックス線写真所見は歯根の吸収とそれに隣接した歯槽骨に透過像がみられることである．炎症性吸収は，まず外傷により歯根に表面吸収が起こって象牙細管が歯根表面に露出しかつ感染性壊死歯髄が存在すると，その毒素が根管内から外部に浸透して付近の歯周組織の炎症反応を引き起こし，歯根吸収が促進される．根管治療の必要があり，水酸化カルシウム系根管充填剤で充填することが推奨されている．水酸化カルシウムは，強アルカリ性による強い抗菌作用と根管内残留壊死組織の分解能により歯根吸収を停止させ，根尖周囲組織の治癒を促すことである．

## Ⅳ　乳歯外傷の予後

### 2．歯根内部吸収

　外傷歯における内部吸収はまれである．外傷乳歯でみられる内部吸収は，主に炎症性内部吸収である．この吸収は，歯頸部付近の歯根内側にみられる吸収で，脈管の断絶が起こると外傷歯は一般に歯髄の冠部から障害がみられるため，内部吸収は通常冠部歯髄は壊死しており，根部側の正常歯髄が破歯細胞を含む肉芽組織へと変性が生じ，生存歯髄との境界部の象牙質を外側に向かって吸収していく．内部吸収の出現頻度は低いと報告されているが，進行性であるため，発見したらできる限り早期に根管処置を施す必要がある．

### ● 後継永久歯との交換期に生じる生理的歯根吸収

　乳歯の外傷で，考慮しなければならないのが後継永久歯との正常な交換である．歯根破折片（図④，⑤）および歯髄腔の閉塞した乳歯（図⑥，⑦）は自然吸収され正常な歯の交換が生じるため問題はない．しかし，根管治療された外傷乳歯は，反対側同名歯に比較して歯根吸収が促進する場合と，吸収不全を起こし後継歯の萌出異常を引き起こす場合がある．

＜歯根破折＞　　　　　　　　　　　　＜歯髄腔の閉塞した乳歯＞

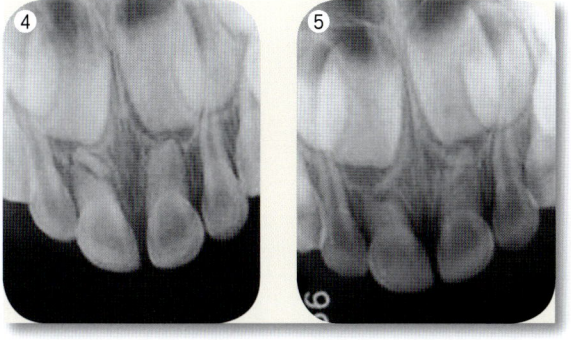

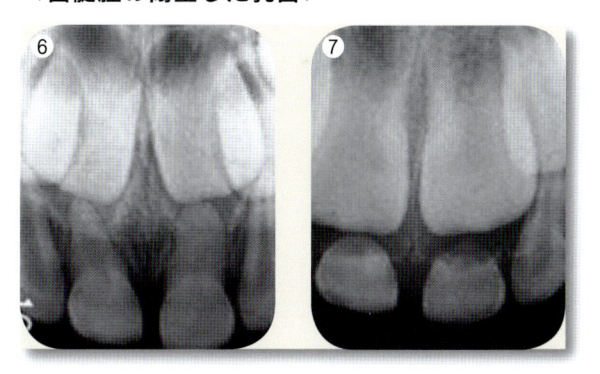

☆初診時：A|は歯根破折を認める（図④）．
☆11か月後：A|の歯根破折片は吸収され消失している（図⑤）．
☆外傷受傷歯の|Aに歯髄閉塞が認められる（図⑥）．
☆6歳8か月時：患歯は右側の健全歯と同程度に歯根吸収が進行している（図⑦）．

**参考文献**

1）Andreasen JO, Andreasen FM 著，月星光博 監訳：カラーアトラス外傷歯治療の基礎と臨床．クインテッセンス出版，東京，370-377，1995．
2）有田憲司：小児における歯根破折歯の処置．小児歯誌 45：683-692，2009．

# Ⅳ-3　乳歯外傷による歯肉退縮

## 症例

＜医療面接＞
　3歳4か月の女児．既往歴，家族歴および全身的な疾患など特記事項はなかった．

＜受傷の原因と来院までの経過＞
　保育園のブランコで遊んでいて，友人の頭部と自分の下顎前歯部がぶつかり打撲した．近くの歯科医院を受診し，当科を紹介された．しかし，遠隔地であるため，受傷1か月後に来院した．

＜口腔内所見＞
　B+Bまでの歯頸部歯肉が退縮し，頬舌的に動揺が著しかった．

＜エックス線所見＞
　B+Bまでの歯槽骨が吸収されており，とくにAが顕著であった．後継永久歯歯胚に形態の異常などは認められなかった（図①）．

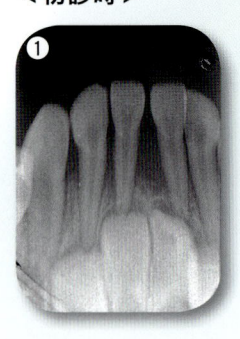

＜初診時＞

## 処置と経過

＜初診から2週間後＞
☆初診では口腔内所見と治療方針の説明を行った．その2週間後に，C+Cまでをスーパーボンドで固定した．患歯部の歯肉退縮は進行し，根面が露出するほどであった（図②）．

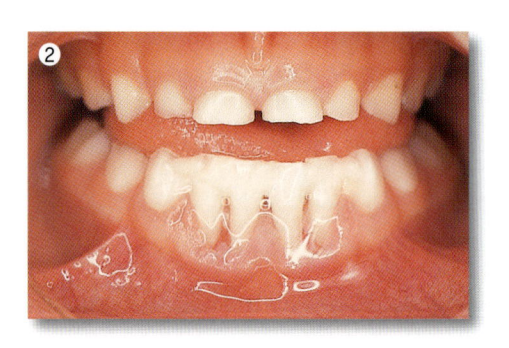

＜初診から1か月後：3歳5か月＞

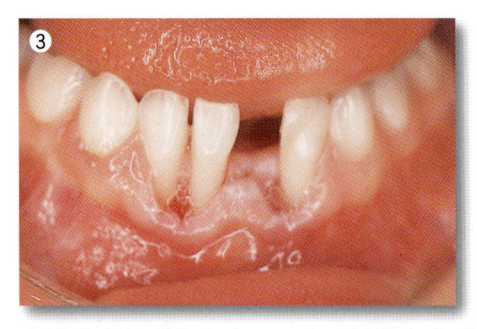

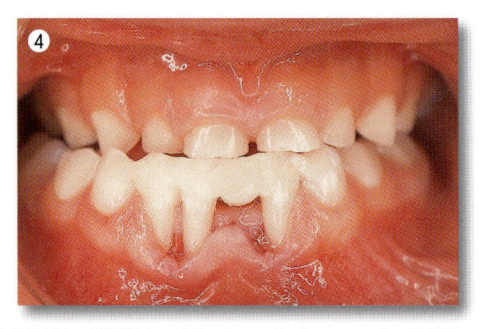

☆固定がはずれたとのことで受診した．Aも同時に脱落してしまったとのことで（図③），欠損部にスーパーボンドを盛り上げ，B+Bまでブリッジの形態にして再固定した（図④）．

Ⅳ　乳歯外傷の予後

＜受傷1年3か月後：4歳6か月＞
☆再度固定がはずれた．欠損部はそのままにし，C┘からA┘，└BからC└をそれぞれ固定した（図⑤）．術者，保護者ともに，後継永久歯が萌出してきても歯頸線のラインが下がったままではないかと懸念していた．
☆同日のエックス線写真より，後継永久歯の成長がみられた（図⑥）．

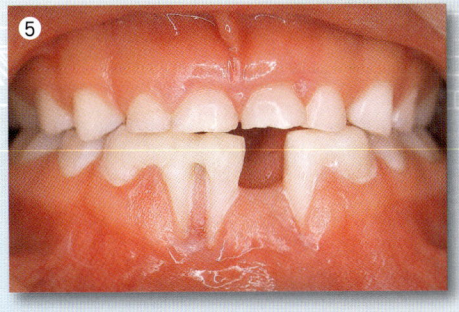

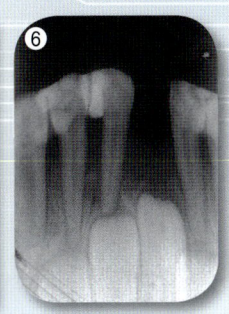

＜受傷2年8か月後：5歳11か月＞
☆└BとA┘が自然脱落し，1│1が萌出してきた．歯頸線のラインはほぼ正常な状態に回復していた（図⑦，⑧）．

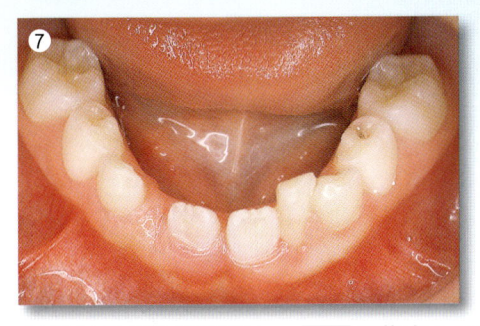

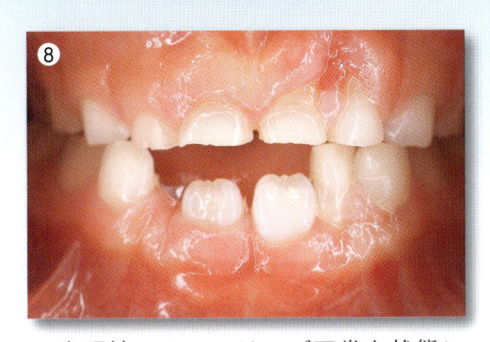

＜受傷3年9か月後：7歳0か月＞
☆└Bが脱落し，2│2が萌出してきた．A│Aも自然脱落し，歯肉が盛り上がって1│1の萌出が間近であった（図⑨）．

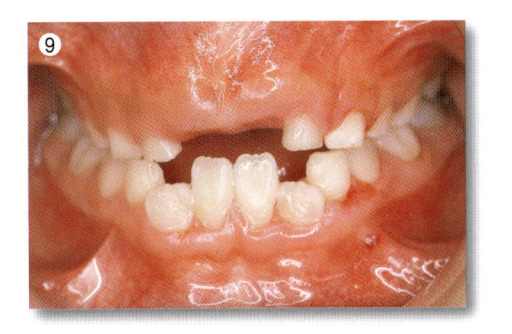

＜受傷7年3か月後：10歳6か月＞
☆上下顎両側の中切歯および側切歯が萌出した．歯頸線のラインは正常な状態になり，外傷の影響が残らなかった．歯冠の形態不全，石灰化不全，位置異常などは認められなかった（図⑩）．

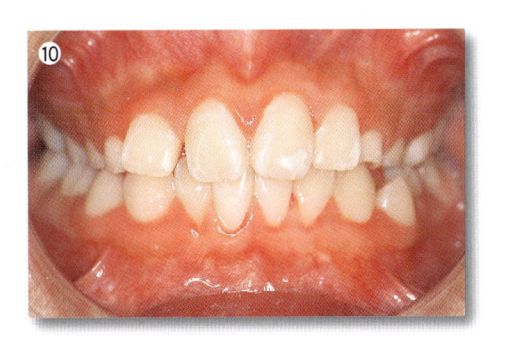

Ⅳ-3　乳歯外傷による歯肉退縮　089

# Ⅳ-4　乳歯外傷の後継永久歯への影響①

## ● 臨床的立場から見た対応法

　外傷を受けた乳歯の後継永久歯が受ける影響についての調査は，乳歯の受傷時年齢が低いほど影響を受ける確率が高く，乳歯が受けた損傷の種類によって影響する確率に差があることが報告されている[1,2]．また，受傷した乳歯の後継永久歯以外の永久前歯に影響を与える危険性もある点に注意を要する[2]．とくに上顎前歯の根尖は，乳中切歯のみならず乳側切歯も上顎中切歯に近隣している点に注意を要する（図①）．

　乳歯が外傷を受けた後，後継永久歯交換後まで経過観察を行った報告によると，乳歯外傷の影響が後継永久歯に及ぶ確率は23～69％であるとされ，報告間の差が大きい．これには，各研究における資料の受傷時の年齢や損傷の重症度，治療など対応法の相違などが反映されていることが推察される．臨床的には，後継永久歯への影響は受傷直後には予測しにくいため，外傷を受けた乳歯は後継永久歯が萌出する以後まで経過観察を続けることが求められる．経過観察過程のエックス線検査では，永久歯の形態異常や位置異常が検出される場合があるので，検査に際しては対側の同名歯と比較して，歯胚の形態や位置の変化を比較していく．もし，異常が認められた場合は，程度に応じて適切な対応を検討する．

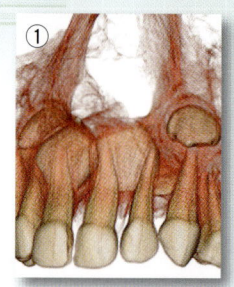

☆3歳児上顎の乾燥頭蓋骨．μCTデータの3次元構築画像．上顎乳中切歯，乳側切歯ともに根尖が上顎中切歯唇側に接している．したがって上顎乳中切歯，乳側切歯が受けた損傷は，上顎中切歯に影響する危険性がある．この時点では上顎側切歯は口蓋寄りに位置していることが多い．

### 1．エックス線検査で歯胚の形成異常が認められない場合

　受傷部のエックス線写真上で異常が認められなかった場合でも，萌出した後継永久歯に形成不全を認める場合がある．また，乳歯の受傷によって歯槽骨を喪失していると低位唇側転位の状態で後継永久歯が萌出することがある．一方，正常な位置に萌出した後継永久歯では白斑や黄斑の頻度がもっとも高い．これらの一部にエナメル質減形成が併発し，この場合，微小な欠損ですら歯質や歯髄への感染経路となる危険性がある点に注意を要する．したがって，軽度の形成不全もできるだけ早期に検出し被覆することが望ましい．

　実際には，後継永久歯が萌出を開始したら，毎月検査を行い，外観の異常がないか検査するとともに，歯肉溝内をポケット探針などで触診して，歯質の粗造面や深い歯周ポケット，局所的歯肉炎がないか検査する．これらは歯肉溝内に形成不全があることを推察させる所見である．もし形成不全があった場合は，歯肉弁を開けるなどして異常部分を接着性レジンやセメントで被覆する．なお，歯肉炎は後継永久歯の形成不全の重要な指標であるため，日頃から口腔衛生指導を行い，不潔性歯肉炎を合併しないよう管理しておくことが望まれる．

　なお，歯冠の白斑や黄斑で，表面性状がすりガラス状で滑沢なエナメル質を欠く場合，インピーダンスを計ると，象牙質相当の低値を示す場合がある．これも実質的にはエナメル形成不全であり，表面の被覆を要する．

## IV 乳歯外傷の予後

### 2．エックス線検査で歯胚の形成異常が認められる場合

　永久前歯の萌出時期が近づき，歯肉内萌出（歯冠を覆う歯槽骨がなく，歯肉のみが歯冠を覆う状態）にある時点で，歯冠を覆う歯肉を切除して，歯冠を露出させ，清潔な環境下で形成不全の部位をセメントや接着性レジンで覆うことで，歯質や歯髄への感染を阻止することが可能である．他方，形成不全部が口腔内に萌出してから時間が経つほど形成異常部の歯質や歯髄に感染や有害刺激が及び，歯髄炎や歯髄壊死，歯内－歯周疾患に至り（症例1），時に保存が不可能になることもある．

＜症例1：永久歯胚が破折したまま萌出した症例＞

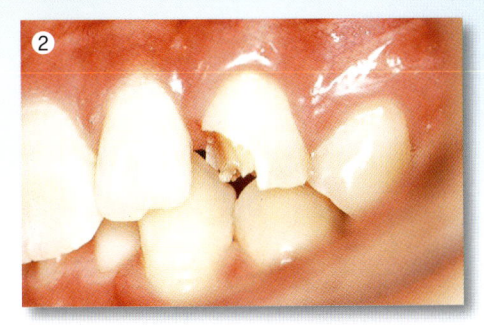

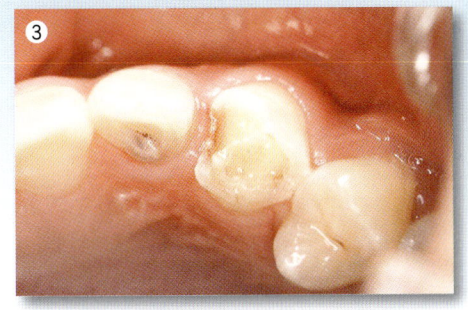

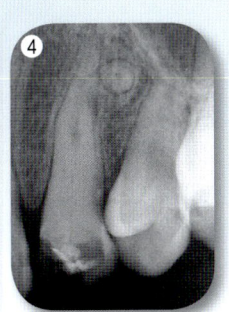

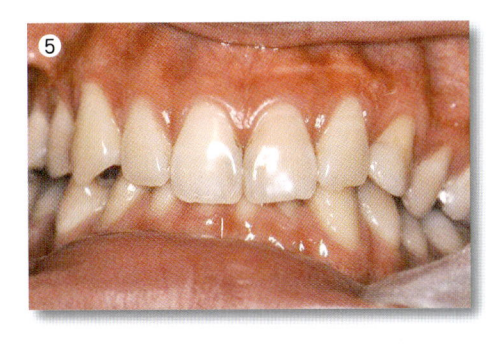

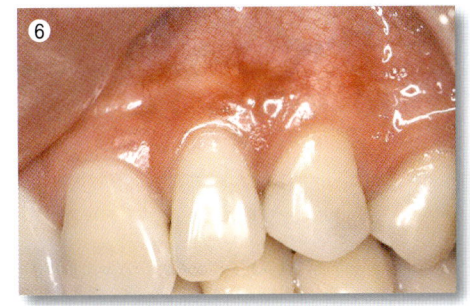

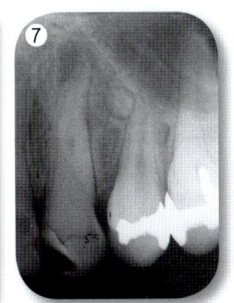

☆13歳の男児．交通事故による上顎骨骨折の既往がある症例で，|4 の冷水違和感を訴えて来院．初診時の口腔内所見（図②）．|4 は咬頭を欠き，冷水違和感がある（事故の際に|3 と|4 の咬頭は脱落したとのことであった）．露髄はなく，歯髄生活反応が確認された．同，咬合面観（図③）．欠損部に着色があるが，軟化象牙質は認められない．同，エックス線所見（図④）．|4 には歯髄腔狭窄がみられる．根尖部に埋伏過剰歯あり．

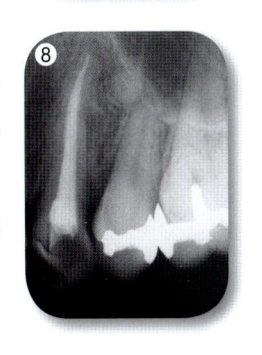

☆接着性レジンとコンポジットレジンによる修復を行った（図⑤）．

☆2年後の定期検査時の口腔内所見（図⑥）．近心歯肉に膿瘍を疑う発赤あり．同，エックス線所見（図⑦）．電気診反応がなくなり，エックス線所見に根尖透過像が観察されたため，根管治療を開始した．

☆4年後，根管充填の予後．根尖部透過像は消失．とくに異常なし（図⑧）．

⇒次頁へつづく

# Ⅳ-4　乳歯外傷の後継永久歯への影響①（つづき）

### 3．後継永久歯の歯根を含む形態異常が生じた場合

一般に萌出も障害されることが多い．軽度の場合は，短根歯として機能することがある．萌出しない場合には摘出し，自家移植するか保隙・補綴，または，矯正治療を行う．

### 4．後継永久歯への影響を最小限にするために

とくに後継永久歯が萌出する時期には，こまめに観察の機会をつくり，細心の注意を払って永久歯の異常を観察し続ける必要がある．形成異常に対しては，できるだけ早期に保護することが重要であるため，患者さんへの指示は，単に永久歯が萌出したときや冷水痛があったときに来院するように伝えるのでは不十分である．つまり，萌出直後から形成不全部には感染が始まり，症状が出たころには，歯髄も歯も保存不可能であることもまれではないからである（症例1，2）．

＜症例2：形成不全のある永久歯に症状が出たことを主訴に来院した症例＞

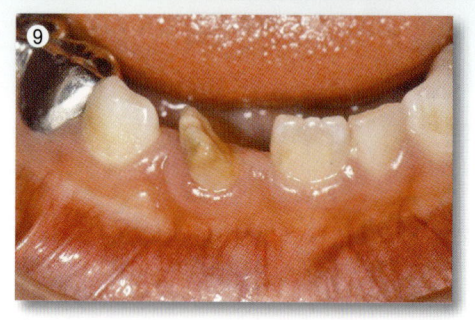

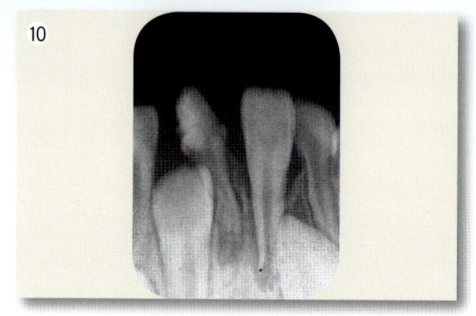

☆7歳の女児．$\overline{1|}$に水がしみるとの主訴で来院．$\overline{|A}$が外傷で脱落した既往を持つ．初診時口腔内写真（図⑨）およびエックス線写真（図⑩）．$\overline{1|}$の根尖部歯肉に発赤と圧痛，歯根周囲にエックス線透過像がみられ，根管治療を試みるも治癒せず，抜歯となった．

## おわりに

乳歯に外傷を受けたことそのものに起因する被害から後継永久歯を救うことはできないが，対応によって被害を増大させないことは可能である．一つは，再外傷を予防することであり，環境整備を図ることや，開咬や口唇閉鎖不全，鼻閉などを治療しておくことが挙げられる．また治療に際しては，永久歯周囲での炎症を最小限にくいとめることである．圧迫するような異物や組織を除去し，固定して組織の安静化を図り，感染対策（口腔内清掃，清掃指導，含嗽剤，抗菌薬の投与，抗菌薬軟膏の塗布）を行うことが重要である．さらに，必要な場合には的確な時期に正確な作業長で歯内治療を行うことにより，歯周組織への炎症の波及を阻止できる．

## IV 乳歯外傷の予後

### ＜症例3：形成不全歯を萌出前に処置した症例＞

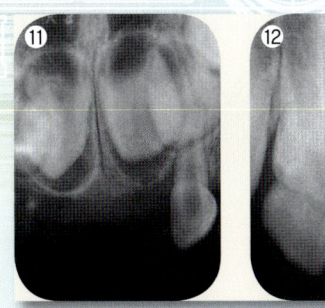

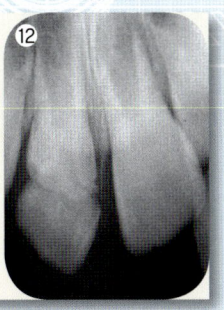

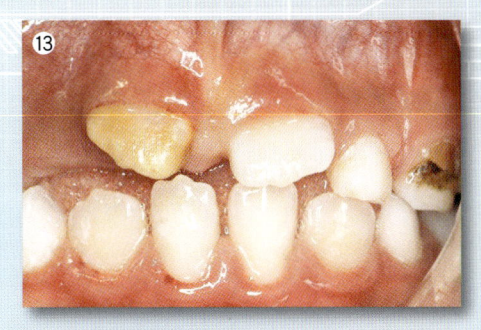

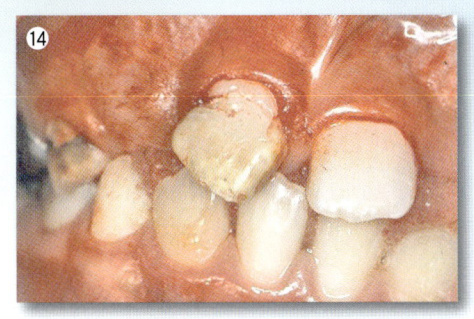

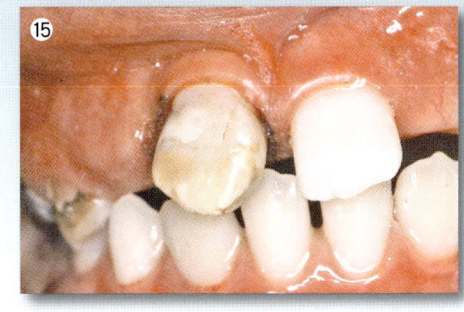

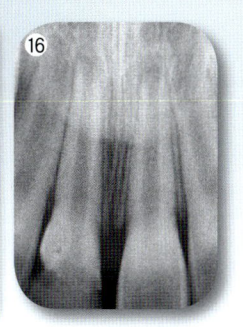

☆ 1歳8か月の女児．転倒してコンクリートにぶつけ，A|A，B|を脱臼，B|歯槽骨骨折，|Aの変位があったため，A|A，B|を抜歯．1週間後に破折骨片が露出したため，これを除去し縫合されていた．

☆ 6か月後のエックス線所見（図⑪）．|1 の形態異常が疑われる．

☆ 5年5か月後の上顎前歯部のエックス線所見（図⑫）．|1 の形態異常が認められる．

☆ 5年10か月後．歯冠の一部が萌出したが，形成不全部相当の歯肉に発赤が強い．形成不全部を接着性レジンで被覆した（図⑬）．

☆ 6年後．歯肉を切除し，形成不全部を露出させ，グラスアイオノマーセメントで陥凹部を埋めた後，接着性レジンとコンポジットレジンにより被覆（図⑭）．

☆ 7年後．歯根形成はほぼ対側同名歯と同様である．電気診反応は正常で，冷水違和感などの異常所見はない（図⑮，⑯）．

### 参考文献

1) Ravn JJ. : Sequlae of acute mechanical traumata in the primary dentition. ASDC J Dent Child 35：281-289, 1968.
2) 宮新美智世，仲山みね子，石川雅章，小野博志，髙木裕三：外傷を受けた乳歯に関する臨床的研究 第4報 長期的臨床経過について．小児歯誌 39：1078-1087, 2001.
3) 石川雅章，佐藤公子，宮新美智世：乳歯の外傷に関する臨床的研究 第3報 後継永久歯へ与える影響．小児歯誌 28：397-406, 1990.
4) 宮新美智世，江橋美穂：歯の発育異常と歯髄保存．日歯内療誌 23：154-166, 2007.
5) 菅沼環，田中信幸，天笠光雄，宮新美智世，橋本吉明：小児未萌出永久歯外傷の一例．口病誌 62：437-440, 1995.

# IV-5 乳歯外傷の後継永久歯への影響②

## ● 病理組織学的立場から

　乳歯が脱臼や陥入など外傷を受けた場合，しばしば後継永久歯歯胚を損傷していることがある．しかし，歯胚は顎骨内にあり，損傷の状況について詳細に把握することは困難な面がある．乳歯外傷による永久歯歯胚の外傷的変化や予後については，Andreasenらが多数の臨床的・基礎的研究に基づいて10項目にまとめている．
　すなわち，
　①エナメル質の変色（白濁～黄褐色）
　②エナメル質の環状の減形成を伴う変色
　③歯冠の湾曲
　④歯牙腫様の形態異常
　⑤複数の歯根形成
　⑥口腔前庭側への歯根の屈曲
　⑦側方への歯根屈曲，湾曲
　⑧歯根の部分的ないし完全な発育停止
　⑨永久歯歯胚の壊死
　⑩萌出障害
など種々の障害が挙げられている．
　実験病理学的研究においても，歯胚外傷の予後には類似の外傷性変化が多数報告されている．
　乳歯外傷の時期は1～3歳が多いが，外傷の時期が異なれば後継永久歯歯胚の発育状態も異なることから，外傷歯（歯胚）には病理組織学的に特徴的障害が惹起される．発育段階の異なる歯胚の外傷実験では特徴的な病理組織学的変化（基本病変）が挙げられている．

### 1．硬組織形成前の歯胚の外傷による基本病変（図①）

☆エナメル質では，外力が直接加わった部は内エナメル上皮（エナメル芽細胞への分化）が障害され，その領域に限局してエナメル基質形成障害が発現し，著しいエナメル質の実質欠損（エナメル質形成不全）が惹起される．外力が直接加わらなかった領域への影響はほとんどみられない．

☆象牙質では，外力が加わった領域は歯乳頭および前象牙芽細胞が障害され，はじめは細胞封入を伴う不規則象牙質を形成するが，やがて象牙芽細胞が再生し，規則的な象牙質を形成するようになる．

☆歯冠部（歯胚）の一部が障害された場合は萌出障害には至らない．この時期に歯胚が広範囲に障害されれば，予後に硬組織形成障害は著しいものとなる．

# IV 乳歯外傷の予後

&lt;硬組織形成直前の外傷の予後：図①&gt;　　　　&lt;エナメル基質形成初期の外傷の予後：図②&gt;

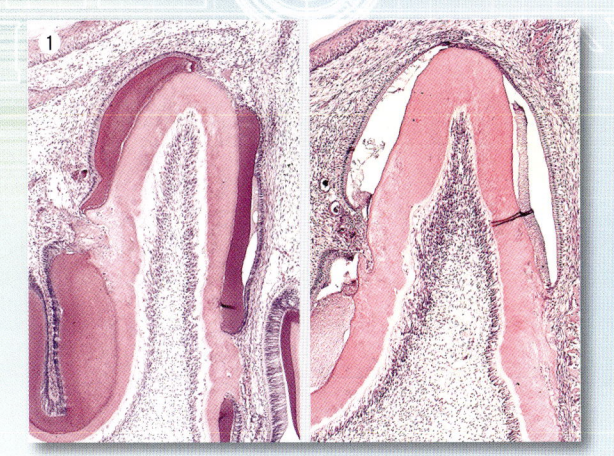

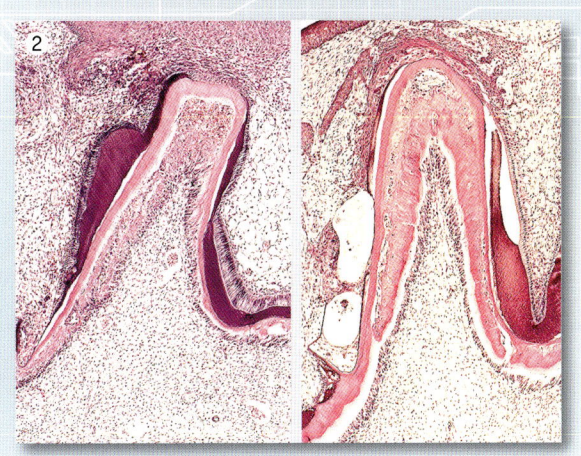

## 2．エナメル基質形成期（初期）の外傷による基本病変（図②）

☆エナメル質では外力が加わった咬頭全体に著しいエナメル質減形成が惹起される．外力によりその咬頭の広範囲でエナメル芽細胞が障害され，エナメル基質形成障害やエナメル質石灰化不全が惹起される．

☆象牙質では，外傷を受けた咬頭の広範囲に不規則象牙質が厚く形成される．ときに外力により象牙芽細胞（層）の象牙質からの剥離が生じ，その領域は剥離した象牙芽細胞により，細胞封入を伴う不規則象牙質を形成する．その後，経日的に象牙芽細胞の修復（再生）に伴い規則的な象牙質を形成するようになる．

☆萌出への影響は比較的は少ない．

## 3．エナメル基質形成期（中・後期）の外傷による基本病変（図③〜⑤）

　この時期は歯冠の喉頭部エナメル質，象牙質ともに比較的硬くなっており，歯冠部への外力は歯胚全体を歪ませ，歯冠の傾斜，偏位を生じたり，周囲歯槽骨との接触を引き起こし，広い範囲に硬組織形成障害が生じる．とくに歯頸側の歯質はいまだ薄く，石灰化も十分でないために障害されやすい．

☆エナメル質では，エナメル芽細胞やエナメル基質を損傷し，エナメル基質形成障害とエナメル質石灰化不全の両方が惹起される．さらに，損傷を受けた歯質は萌出するまでの間に破歯細胞による歯質の吸収が生じる可能性もあり，エナメル質から象牙質に至る歯質の吸収による硬組織欠損が惹起される．

☆象牙質では歯冠の広範囲に不規則象牙質が形成される．すなわち，外力が加わると象牙芽細胞層の象牙質から剥離が生じ，細胞封入を伴う不規則象牙質が形成される．経日的に象牙芽細胞は規則的配列を回復し，規則的な象牙質を形成する．

☆萌出への影響がみられ，歯頸側の損傷，ヘルトヴィッヒ（Hertwig）の上皮鞘の損傷を引き起こして，骨性癒着（ankylosis）を生じ，萌出障害につながる可能性がある．歯冠の傾斜・偏位を招いた場合も萌出障害が生じる．⇒次頁へつづく

# IV-5 　乳歯外傷の後継永久歯への影響②（つづき）

＜エナメル基質形成後期の外傷の予後：図③＞

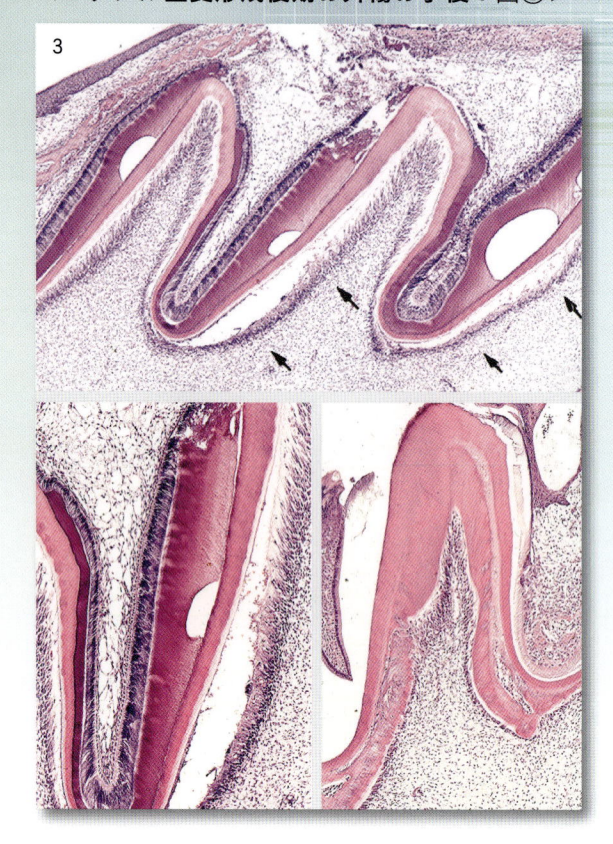

＜エナメル基質形成後期の外傷：図④＞

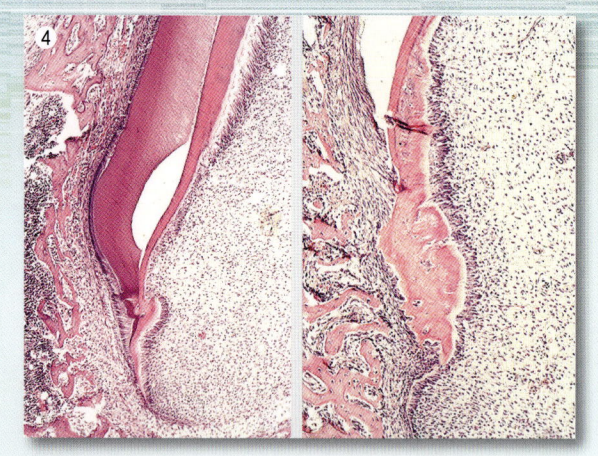

☆歯冠歯頸部に硬組織形成障害が出現．

＜エナメル基質形成後期の外傷：図⑤＞

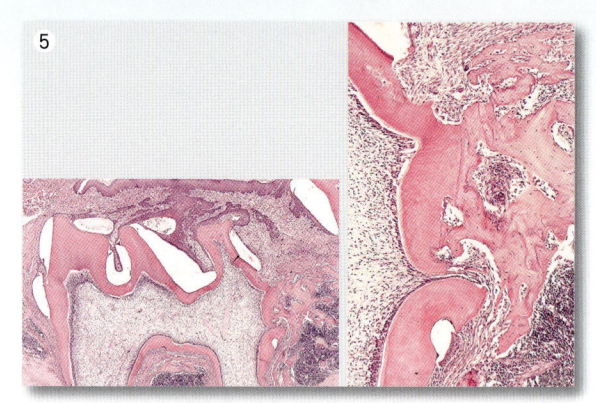

☆萌出障害と骨性癒着．

### 4．エナメル質石灰化期の外傷による基本病変（図⑥〜⑧）

　この時期は歯冠が硬くなっており，外傷により歯冠全体が偏位，傾斜が生じる．

☆エナメル質ではエナメル質石灰化不全を生じ，とくに咬頭よりも歯頸部側で顕著なエナメル質石灰化不全が生じる．また，萌出までの間に損傷部では破歯細胞による歯質（エナメル質，象牙質）の吸収が少なからずみられる．

☆象牙質では，象牙芽細胞が一時的に障害され，外傷時の石灰化外傷線がみられる．歯頸部側では歯質の屈曲，破折および不規則象牙質の形成が生じる．

☆萌出への影響も起こりやすく，外傷により歯冠全体の傾斜，偏位を生じたり，骨性癒着などにより萌出障害が生じやすい．

　このように，乳歯外傷の時期と後継永久歯の硬組織形成障害とは関連があることがうかがわれる．エナメル基質形成障害や石化不全ではしばしば歯の着色・変色も伴うことがある．

# IV 乳歯外傷の予後

＜エナメル質石灰化期の外傷：図⑥＞

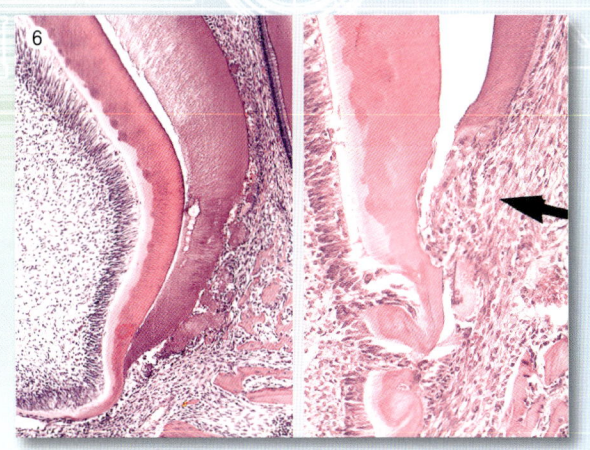

☆歯槽骨との衝突によるエナメル質の損傷とエナメル質，象牙質の吸収．

＜萌出直前の歯冠の走査電顕写真：図⑧＞

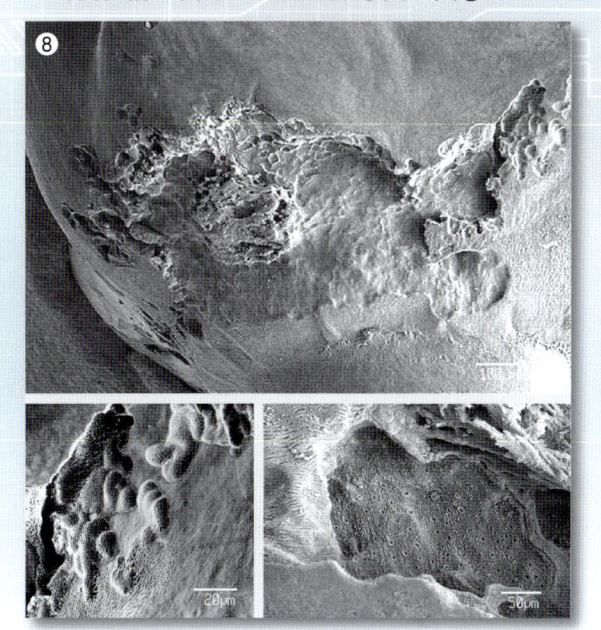

☆歯冠表層（歯頚側）にエナメル質，象牙質の吸収が出現．

＜エナメル基質形成後期およびエナメル質石灰化期の外傷：図⑦＞

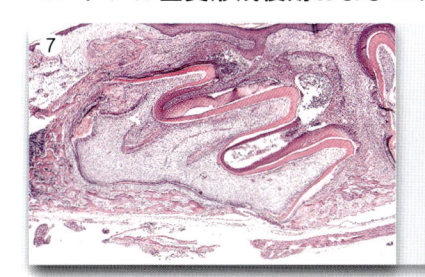

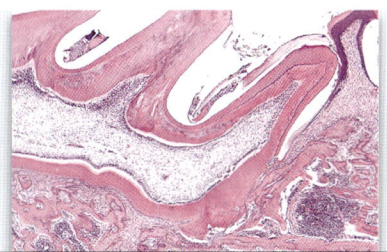

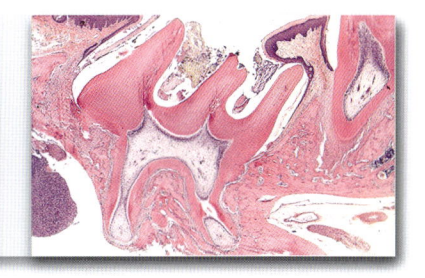

☆外傷による歯胚の傾斜，偏位と予後の萌出障害．

　また，歯根形成時期の外傷では，歯根先端のヘルトヴィッヒの上皮鞘の障害により歯根の発育障害，歯根の形成異常も惹起される．このほか，実験研究により，硬組織形成障害部は歯の萌出までの間に破歯細胞による歯質吸収など二次的変化が加わることも示唆されている．乳歯外傷による後継永久歯歯胚へのダメージは，機械的外力の強さ，方向性，範囲，種類などにより異なる．強い外力が加わった場合，歯胚は大きく破壊され，歯の形態をとどめない状態や歯胚を喪失する恐れもある．いずれにせよ，外傷歯の予後については，乳歯外傷時における後継永久歯の発育状態を十分に考慮する必要がある．

**参考文献**
1）谷口邦久：乳歯外傷による後継永久歯歯胚の硬組織形成障害に関する病理組織学的考察．日外傷歯誌 7：8-24，2011．

# IV-6 乳歯外傷後の歯髄腔の変化①

## 内部吸収とは

　乳歯に外傷を受けるとその後のエックス線検査で内部吸収所見が認められることがある．図①～③に乳歯における根管内吸収の種類を示す．歯髄腔が狭窄や閉塞を起こす症例においては歯冠の黄変を伴うことが多く，この現象は根未完成歯の時期に外傷を受けた歯に多くみられる．乳歯外傷後の黄色の変色は歯髄腔の石灰化による狭窄または閉塞を起こしている可能性が高いとする報告がある．歯髄組織は元々石灰化組織形成能を有しているとされ，部分的な歯髄の狭窄を起こしたもの，歯髄腔全体にわたり閉塞を起こしたものなど石灰化の速度，様態はさまざまで外傷の程度によってこのように現象が変化することが推察される．Andreasenらは置換性内部吸収（トンネル状吸収）といって根管がトンネルを掘るように吸収し，その後歯髄腔は閉塞することがあると報告している．逆に歯髄腔の拡大が認められる症例においては歯冠がピンク色になることがある．外傷後に起こる炎症性根管内部吸収では特徴的な卵円形の歯髄腔の拡大が歯頸部付近によく認められる．歯髄腔は破歯細胞などによる内部吸収により徐々に拡大し，歯髄はほぼ正常な組織構造をなくし炎症性の肉芽組織により置換され，不可逆性の慢性歯髄炎になると肉芽性病変内に破骨細胞が出現し根管壁はさらに吸収していく．根尖部付近の内部吸収に対しては治癒段階にあるものもあり，しばらく観察して慎重に治療方針を決める．一般的には内部吸収所見が認められたら歯根の吸収を初期の段階で止めるためにできるだけ早く水酸化カルシウム製剤による根管治療を行うほうがよい結果が得られるとされている．しかし，歯髄腔の狭窄や閉塞を起こす症例では，根管治療を行わずに後継永久歯との交換が順調にいくかどうか経過観察を行う．時に歯髄腔の拡大と狭窄とが共存しているかのように見える症例があるが，しばらく経過観察を行うと拡大するかと思われた部分も狭窄してくることがあるが，その逆の症例もあることより部分的な狭窄症例では注意が必要である．狭窄や閉塞しているほとんどの症例で歯根は吸収し後継永久歯と交換するが，問題のある場合は抜歯を行う．内部吸収が高度となり保存できない場合も抜歯を行う．

　以下に臨床例を示す．症例1，2ともエックス線検査で歯頸部付近から独特の円形に広がったエックス線透過性の重度の吸収所見が認められ，保存不能のため抜歯となった．根管の吸収がいったん始まると，とくに乳歯では急速に広がるため早期発見，早期処置を行うことが重要である．症例3のように根管の狭窄が始まったのが認められた場合，しばらく経過観察を行うと歯髄腔はほぼ完全に閉塞してしまうことがある．このような症例ではしだいに黄色に変色してくることが多く，歯根は健全歯と同様に自然吸収脱落し後継永久歯と正常に交換することが多い．しかし，健全歯でも交換の問題は発生することより慎重に継続的な観察を行うことが大事である．

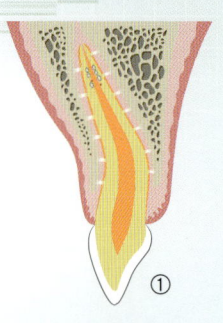

☆内部表面吸収．

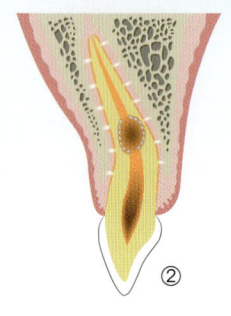

☆内部炎症性吸収．

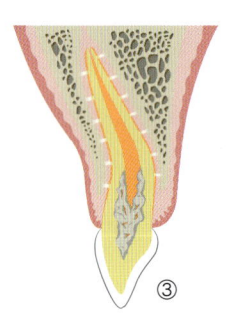

☆内部アンキローシス．

## Ⅳ　乳歯外傷の予後

### ＜受傷後に炎症性根管内部吸収を起こした症例＞

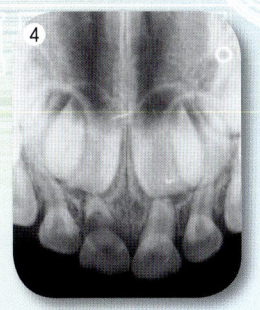

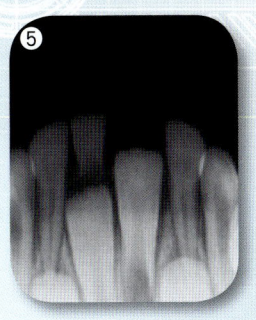

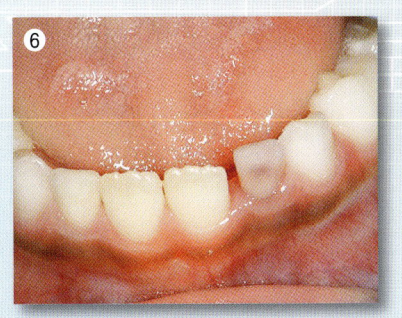

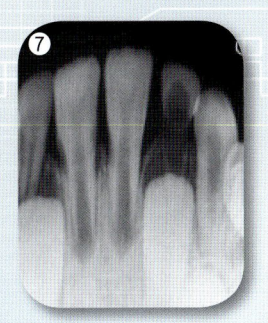

☆**症例1**：3歳4か月男児（図④）．2歳6か月頃 A| を打撲しそのまま放置していた．A| の重度な内部吸収のため抜歯し，保隙装置を入れることとなった．

☆**症例2**：5歳7か月男児（図⑤）．|B 打撲時に異常は認められない．6歳2か月時，|B がピンク色に変色し動揺がある（図⑥）．|B に重度な根管内部吸収像が認められ歯頸部付近で破折，抜歯となった（図⑦）．

### ＜受傷後に根管の狭窄，閉塞を起こした症例＞

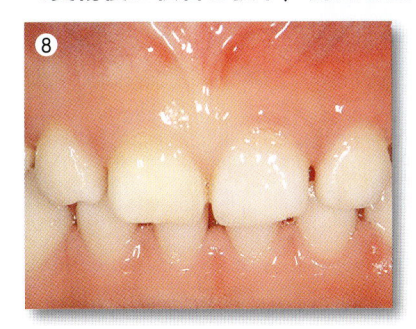

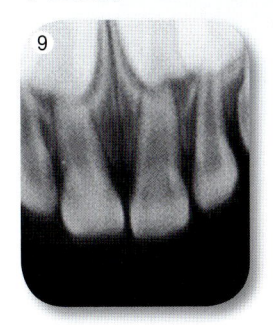

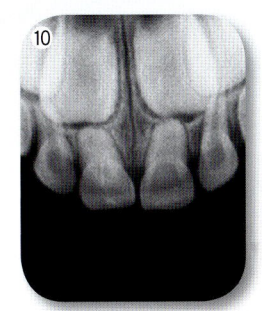

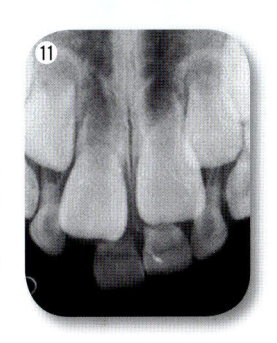

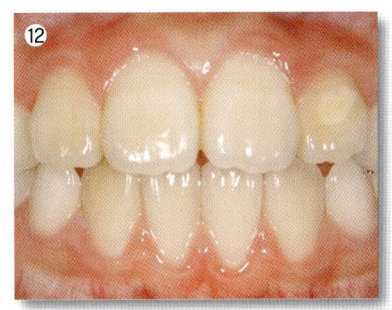

☆**症例3**：3歳11か月女児．1歳7か月頃 A| を打撲，定期検診により黄変とやや低位となっていることがわかった（図⑧）．エックス線検査では A| の歯冠部より歯髄腔の狭窄が認められる（図⑨）．4歳11か月時，A| の歯髄腔は完全に閉塞しているのが認められる（図⑩）．6歳5か月時，A|A の歯根はどちらも吸収し脱落間際であるのがわかる（図⑪）．7歳9か月時．1|1 は正常に萌出し異常は認められない．|2 に減形成が認められる（図⑫）．1，2歳頃打撲を繰り返していて，それが原因かもしれない．

**参考文献**

1）橋本敏昭，金城　敬，有住隆史：乳歯外傷後に惹起される歯髄腔の狭窄及び閉塞についての臨床的検討．日外傷歯誌 4：55-64, 2008.
2）Andreasen JO, Andreasen FM 著，月星光博 監訳：カラーアトラス外傷歯治療の基礎と臨床．クインテッセンス出版，東京，1995.

# IV-7　乳歯外傷後の歯髄腔の変化②

## 病理組織学的立場から

　歯は，打撲，転倒などによって歯冠破折や歯根破折，脱臼，振盪，亀裂が生じる．とくに破折に伴う歯髄の変化は露髄の有無によって異なる．露髄すると，細菌感染が起こり，急性炎症が生じる．また，脱臼によって歯が転位し，根尖孔付近で血管が断裂し，歯髄への酸素や栄養の供給が遮断されると，歯髄壊死が生じる．このように歯の外傷によって歯髄の炎症や壊死が起こる[1,2]．炎症は生体の防御反応であり，組織の反応状態によって従来，形態学的に変質性炎（組織の変性が強い状態であるが，現在ではあまり用いられなくなった用語），滲出性炎（血管からの滲出が顕著な炎症），増殖性炎（線維芽細胞の増殖を主とする炎症）に分かれる．滲出性炎は滲出物の差異によってさらに漿液性炎，線維素性炎，化膿性炎，出血性炎，壊疽性炎に分かれる．化膿性炎は浸潤した好中球の存在状態によって膿瘍，蜂窩織炎，蓄膿に分かれる．炎症は生体の防御反応であるが，原因や刺激の強さによって炎症の程度は異なる．歯髄の炎症は形態学的には滲出性炎と増殖性炎であり，前者では漿液性炎と化膿性炎が主である．

### 1．露髄を伴わない歯冠破折

　露髄しなくても歯冠破折が象牙質に達するか，達しないかによって歯髄への影響は異なる．象牙質に達する歯冠破折では，処置をしないと露出した象牙質の象牙細管が細菌に曝露され，象牙細管を伝って，早晩，細菌が歯髄に達し感染して，急性炎症が起こる．その結果，血管は拡張充血し（図①），血管透過性の亢進，炎症性水腫が起こり，急性漿液性（単純性）歯髄炎そして好中球の浸潤へと進行し，化膿性炎となり，急性化膿性歯髄炎が起こると考えられる．しかし，感染がない場合は破折相当部の歯髄壁に第三象牙質が形成される[3]．歯髄の石灰化（象牙質様硬組織や骨様硬組織）は約20％の割合で形成されるといわれている[4]．

### 2．露髄を伴う歯冠破折

　露髄すると直ちに細菌感染が起こり，潰瘍面にはフィブリンの析出および好中球の浸潤が生じ，その下層には血管の拡張充血を伴っている（図②）．慢性化すると深部にはリンパ球や形質細胞などの慢性炎症細胞が浸潤し，肉芽組織が形成される．しかし，幼児では，組織の生活力が一般的に旺盛であるので，肉芽組織の増生が顕著となり，増殖性炎が生じ，慢性増殖性歯髄炎の特徴を示し，病理組織学的には線維芽細胞が顕著に増生し，毛細血管の増生や好中球，リンパ球，形質細胞の浸潤がみられる．

## IV　乳歯外傷の予後

### ＜病理組織学的所見＞

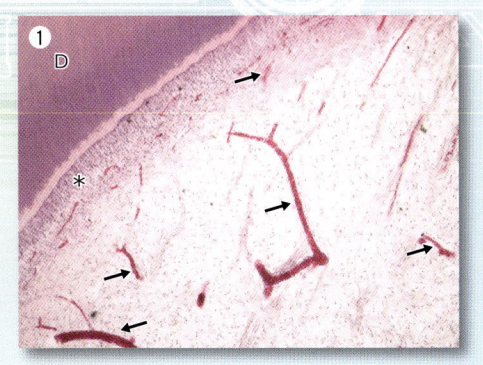

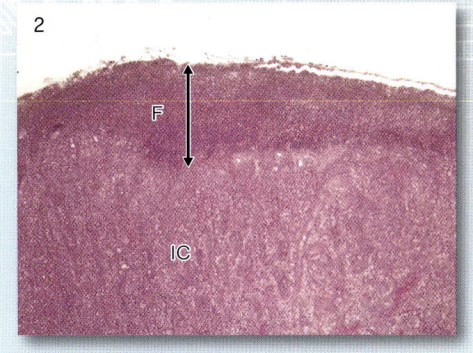

☆歯髄組織中に血管の拡張充血（矢印）が著しい．D：象牙質，＊印：象牙芽細胞層（図①）．

☆表面にはフィブリンの析出（Fと矢印で示す範囲）が顕著で，その下部には好中球を主とする炎症細胞浸潤（IC）がみられる（図②）．

### 3．根尖孔の転位

　根尖孔が脱臼によって転位すると，歯髄の栄養血管が断裂，あるいは血栓が生じて，歯髄への血液供給が途絶え，虚血となり，歯髄は酸欠状態や栄養欠乏となる．一般的に吻合枝をもたない終動脈が閉塞すると，その下流の組織は酸欠や栄養欠乏となり，壊死となる．この状態は梗塞と呼ばれる．歯髄の血管は根尖孔のみを介して走向するので，吻合枝をもたない終動脈と同じであると考えられる．血液の供給が途絶すると，梗塞と同じ状態になり，歯髄壊死となる．壊死組織では細胞の核は凝集，崩壊，あるいは融解の状態になり，しだいに核は染まらなくなり，組織は硝子化をきたし，凝固壊死になるが，細菌は存在しないことが示されている[5]．

　壊死組織に腐敗菌が感染すると，組織が分解され，分泌物が貯留し悪臭を放つようになる．この状態を湿性壊疽という．

#### 参考文献

1）The Dental Trauma Guide by International Association of Dental Traumatology.
　http://www.dentaltraumaguide.org/definitions.aspx#Pulp%20necrosis
2）Yu C, Abbott PV. : An overview of the dental pulp : its functions and responses to injury. Aust Dent J Supple 52 : (1 Suppl) : S4-S16, 2007.
3）Robertson A. : Pulp survival and hard tissue formation subsequent to dental trauma. A clinical and histological study of uncomplicated crown fractures and luxation injuries. Swed Dent J Supple 125 : 1-65, 1997.
4）Robertson A, Lundgren T, Andreasen JO, Dietz W, Hoyer I, Norén JG. : Pulp calcifications in traumatized primary incisors. A morphological and inductive analysis study. Eur J Oral Sci 105 : 196-206, 1997.
5）Croll TP, Pascon EA, Langeland K. : Traumatically injured primary incisors : a clinical and histological study. ASDC J Dent Child 54 : 401-422, 1987.

# IV-8　乳歯外傷後の歯周組織の変化①

## 小児の歯周組織

　健全な歯周組織は，歯肉，セメント質，歯根膜，歯槽骨からなり，歯を維持し咀嚼機能が営まれている．正常な歯周組織はこれらの組織に異常のない状態であるが，小児の歯周組織は乳歯の萌出から咬合完成まで著しく変化する．乳歯列期の歯肉は成人に比べピンク色を呈し，色素沈着もない．正常な場合は密な線維によって歯槽骨に固着し，歯間乳頭は底辺が広いが，高さがなく三角の形状を呈している．辺縁歯肉は内縁上皮から丸みを帯びているが，付着歯肉はセメント質，歯槽骨と線維結合している．セメント質は永久歯のセメント質に比べ薄く石灰化が低く，歯根膜は歯根と歯槽骨の間に介在し，コラーゲン線維からなる結合組織であり，永久歯に比べ配列も密ではない．歯槽骨は成人に比べ石灰化が低く，骨髄腔が大きく骨梁も疎である．

## 外傷後の歯周組織

　外傷を受けると，歯肉の出血や剥離がみられる．歯根膜線維では挫滅や線維の断裂がみられ，挫滅した部位は組織には虚血が生じ，虚血が持続すると細胞の変性，萎縮，線維化が生じる．虚血部は血流が遮断されるために解糖の基質の供給が妨げられる．また，外傷を受けた組織では，炎症症状がみられ，好中球が遊走しマクロファージが浸潤し数日間で肉芽組織が出現する．肉芽組織では線維芽細胞の増生や毛細血管の新生もみられる．肉芽組織にはしだいに結合組織が蓄積し肉芽形成をきたす．歯根の吸収や骨性癒着をきたすこともある．歯根では外傷によってセメント質に吸収窩がみられ表面吸収が認められるとともに，周囲の歯周組織に炎症症状がみられる場合には歯根の炎症性吸収もきたす．歯根が破折した場合には，歯髄の感染をきたし歯髄腔内に炎症が波及して根尖性歯周炎となることがある．歯根の破折にいたらなくても，外力により歯髄の内出血や損傷を受けた場合には，歯髄の変性や修復象牙質により歯髄の狭窄をきたすことがある．

## Ⅳ　乳歯外傷の予後

### ● 症例1

＜初診時＞

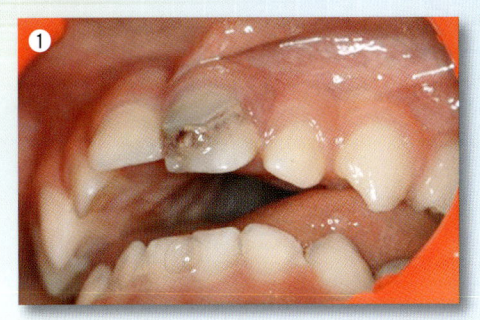

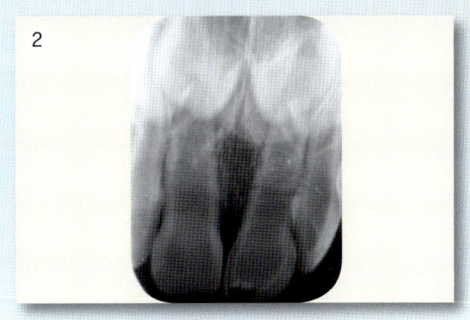

☆2歳の男児．転倒によりA̲の歯冠の破折をきたし来院．破折部付近の歯頸部歯肉の発赤も認められる（図①）．

☆エックス線写真では歯冠側1/3で歯根の確認ができる（図②）．

### ● 症例2

＜初診時＞

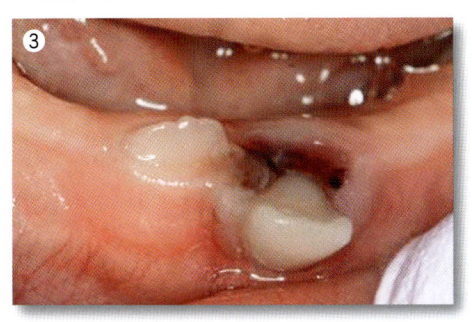

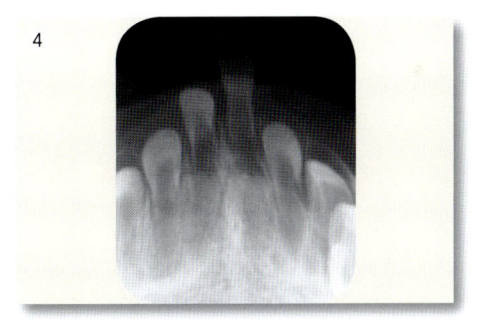

☆6か月の男児．転倒してA̲の転位をきたし来院．A̲の舌側歯頸部には内出血がみられる（図③）．

☆エックス線写真ではA̲が挺出していることが確認できる（図④）．

### 参考文献

1) 前田隆秀，朝田芳信，木本茂成，田中光郎，土屋友幸，宮沢裕夫，渡部　茂：小児の口腔科学 第2版．学建書院，東京，239-240, 305-307, 2009．
2) 髙木裕三，田村康夫，井上美津子，白川哲夫 編著：小児歯科学 第4版．医歯薬出版，東京，245-247, 2011．
3) 木村光孝，髙木裕三，香西克之，朝田芳信 編：乳歯列期における外傷歯の診断と治療．クインテッセンス出版，東京，72-73, 2005．

Ⅳ-8　乳歯外傷後の歯周組織の変化①

# IV-9　乳歯外傷後の歯周組織の変化②

## 病理組織学的立場から

　歯周組織は歯肉，セメント質，歯根膜（歯周靱帯），歯槽骨から構成され，歯と歯肉の接合部にはエナメル質への上皮性付着とセメント質と歯槽骨への結合組織性付着がみられる．これらの付着により，歯周組織は歯を取り囲み咬合力を支持する．

　乳歯列の歯周組織の特徴はセメント質や歯槽骨の石灰化は低く，歯根膜の配列も疎である．また，乳歯歯根の先端部には後継永久歯歯胚があることである（図①）．さらに，乳歯外傷時では歯根未完成で根尖孔が大きく開いている場合がある．歯根未完成歯では，根尖部にヘルトヴィッヒの上皮鞘が存在する（図①）．ヘルトヴィッヒの上皮鞘は本来，内エナメル上皮と外エナメル上皮が結合した退縮エナメル上皮がエナメル器から離れたものであり，歯根を完成に導く重要な役割を担っている．

　最近，歯根膜細胞中に幹細胞が存在することが確認された．これは，歯髄細胞，骨髄細胞，歯乳頭などの幹細胞と同じく，セメント芽細胞，歯根膜細胞，骨細胞に分化できる．また，歯根膜中にはヘルトヴィッヒの上皮鞘の一部が残存したマラッセの上皮遺残やオキシタラン線維があり（図①），これらが歯根膜の維持に重要な役割を果たしていると考えられている．歯根膜には弾性線維はなく，オキシタラン線維は歯根膜の柔軟性や，その分布の特徴から歯根膜に豊富に存在する血管の保持と血流量の調節に深く関与していると考えられている．外傷後の歯周組織の治癒に関しては，機能的にも形態的にも治癒する再生と単なる修復（アンキローシス，瘢痕など）がある．歯周組織の再生が起こるのは，比較的小さい範囲の歯槽骨，歯根膜，セメント質の欠損である．一方，アンキローシスが起きる場合は，歯根膜の圧迫と虚血が強い比較的大きな歯根膜の損傷であり，セメント質側の歯根膜の一部欠損では，一過性のアンキローシスが起きて治癒する．さらに，根未完成歯でのヘルトヴィッヒの上皮鞘の傷害では，骨および歯根膜組織の根管への侵入が起きる．

　乳歯外傷の特徴の一つは，後継永久歯歯胚に傷害が加わる可能性があることであり，後継永久歯歯胚への傷害と乳歯自身の外傷を同時に考慮に入れなければならない．乳歯の外傷にも永久歯と同じく，歯冠破折，歯根破折，脱臼，歯の外傷に伴う歯槽骨骨折に大きく分類される．この中で，乳歯外傷後の歯周組織に影響を及ぼす外傷としては，露髄を伴う乳歯冠破折，乳歯の歯根破折，乳歯外傷による脱臼（震盪，亜脱臼，陥入，挺出，完全脱臼），乳歯外傷を伴う歯槽骨骨折が挙げられる．

　病理組織学的には，乳歯外傷後の歯周組織に起きる循環障害が問題となり，これに加えて感染による炎症も大きな障害を起こす．露髄を伴う乳歯冠破折では，歯髄感染の歯周組織への波及を考える必要がある．また，乳歯外傷では歯根未完成で根尖孔が大きく開いている場合があり，ヘルトヴィッヒの上皮鞘が傷害を受けて歯根の完成がみられない場合がある．後継永久歯歯胚への影響としても循環障害と感染による炎症や直接的な傷害が，エナメル質形成不全や萌出傷害などを引き起こす．

# IV 乳歯外傷の予後

☆乳歯と歯周組織および永久歯歯胚の模式図（図①）．

乳歯外傷後にみられる急激な歯根吸収や感染を考えると，乳歯の外傷では永久歯でみられるような歯根膜の治癒がいつも起きるとは限らないことである．

　以上，乳歯外傷後の歯周組織の変化としては，循環障害や感染による炎症により引き起こる組織傷害からの再生であり，その範囲や程度により歯周組織の再生が起こる場合と起きない場合がある．しかも乳歯歯根の先端部には後継永久歯歯胚があり，この歯胚にも影響が出る．さらに，歯根未完成で根尖孔が大きく開いている場合などの歯周組織の再生を考えることが重要であり，病理組織学的には循環障害をなくし感染を起こさないことが，乳歯外傷後の歯周組織の再生を良好にする．

### 参考文献

1 ) Rincon JC, Young WG, Bartold PM. : The epithelial cell rests of Malassez-a role in periodontal regeneration? J Periodontal Res 41 : 245-52, 2006.
2 ) Inoue K, Hara Y, Sato T. : Development of the oxytalan fiber system in the rat molar periodontal ligament evaluated by light-and electron-microscopic analyses. Ann Anat 194 : 482-488, 2012.
3 ) Andreasen JO. : Pulp and periodontal tissue repair-regeneration or tissue metaplasia after dental trauma. A review. Dent Traumatol 28 : 19-24, 2012.
4 ) Malmgren B, Andreasen JO, Flores MT, Robertson A, DiAngelis AJ, Andersson L, Cavalleri G, Cohenca N, Day P, Hicks ML, Malmgren O, Moule AJ, Onetto J, Tsukiboshi M. : International Association of Dental Traumatology. International Association of Dental Traumatology guidelines for the management of traumatic dental injuries : 3. Injuries in the primary dentition. Dent Traumatol 28 : 174-182, 2012.

# V-1　乳歯外傷の予防法

## 予防対策

　外傷の予防という観点から，予測できる歯の外傷は可能な限り予防しなければならない．小児期の口腔外傷の予防対策としては以下のことが考えられる（表①）．

### 1．運動発達からみた予防対策

　外傷年齢は1～2歳と6～7歳の2つの時期に多い．1～2歳はつかまり立ちから歩行へ移行する時期で，身体の重心が高いために転倒しやすく，しかも身体の円滑な動作や反射経路が十分発達していないため，転倒の際に手で支えられず，顔面を強打しやすい．これらの基本的背景には，運動の発達は一定の順序で，大まかな動作から微細な運動へと進んでいくことと深く関係している．したがって，早期に歩行を獲得させるのではなく，はいはいを十分にさせ手足の運動機能をしっかり発達させるよう指導することが肝要である．

### 2．保護者や施設関係者への注意事項

　幼児期はテーブルや椅子の角で顔面を強打したり，玩具などを口に入れた状態で転倒するケースも多いため，家具の配置，転倒防止のための滑り止めや緩衝材をテーブルの角に設置するなどして室内環境に配慮する．

　保育園，幼稚園ではすべり台やブランコなどの遊技，学校ではクラブ活動での外傷や友達同士の衝突なども多く，普段から建物内や運動場での安全管理に配慮する必要がある．最近，高層建築の中で育つ子どもが，高所平気症となり転落事故を起こしやすいといわれている[1]．高所における危険察知能力が劣ることが原因と考えられる．したがって，滑り台やジャングルジムでの遊びのなかで，高所の危険を察知する能力を養成するなど，潜在する危険を認知予測させる安全教育は非常に重要である．

☆表①　乳歯外傷の予防

| |
|---|
| 1．運動発達からみた予防対策 |
| ・成長に応じた運動機能の獲得<br>（例：はいはいを十分にさせることにより，転倒しても手で支持できる） |
| 2．保護者や施設関係者への注意事項 |
| ・子ども目線での危険箇所の発見とプロテクター整備<br>・危険認知予測とその対応に関する安全教育の必要性<br>（例：滑り台やジャングルジムなどの遊びのなかで，高所の危険察知能力を養成できる） |
| 3．児童虐待とくに身体的虐待の早期発見 |
| ・身体的虐待の特徴<br>・早期の気付き（口腔状態，子ども・親の不自然さ） |

☆表② 身体的虐待による顎顔面の損傷所見[2, 3]

| 損傷部位 | | |
|---|---|---|
| | 頭部 | 頭蓋損傷，外傷性脱毛，耳介部の損傷． |
| | 顔面 | 顔面損傷，鼻骨骨折． |
| | 頚部 | 下顎底部損傷． |
| | 特徴的な創傷痕：たとえ外傷で歯冠破折や口腔裂傷で来院しても，下記のような創傷痕が認められれば，児童虐待を疑わなければならない．<br>①平手打ち痕：平手打ちによって生じるものでうっ血帯が平行に認められる．<br>②扼痕：手や指，爪で頚部を圧迫した際に残る痕跡で，多くは皮下出血や爪の痕が残る．<br>③索状(条)痕：紐などによって頚部を圧迫した際に皮膚に残る痕跡． | |
| | 口腔軟組織 | 口唇の腫脹，挫傷，裂傷．口角部の挫傷，裂傷(猿ぐつわ痕など)． |
| | 口腔内部 | 口蓋粘膜・頬粘膜の裂傷，小帯裂傷． |
| | 歯の硬組織歯髄 | (正当な説明のない)歯の亀裂，歯冠破折，歯根破折． |
| | 歯周組織 | 動揺歯，脱臼歯，変色歯． |
| | 骨 | 挫滅，顎骨骨折，陳旧性骨折(不適切な治療)．陳旧性骨折による不正咬合．外傷性顎関節炎，外傷後の開口障害など． |

### 3．身体的虐待の対策

　児童への身体的虐待による口腔外傷も報告されており，道徳的教育とともに，日常的に相談したり周囲が援助したりできる子育て支援のための社会環境の整備も必要である．小児は頭部顔面領域に外力を受けた際には頭蓋腔内損傷を受けやすく，死亡したり重篤な後遺障害が残る危険性が高い．身体的虐待で生じる外傷と，スポーツ外傷との相違点は，発生部位である．腋窩周囲や側胸・側腹部，大腿内側など，日常生活で生じにくい部位に損傷が認められる場合には，身体的虐待を疑う必要がある．診療室では頭部顔面・口腔・歯の所見[2, 3](表②)を見逃さないよう注意深い観察が必要である．以下の4つの視点を考慮して虐待の疑いがあれば，児童相談所や子ども家庭センターへ通告する義務がある．最終的に虐待の判定は通告先の専門機関が行う．(1)口腔状態：極端に打撲や外傷が多く，同じ部位を複数回受傷している．(2)子どもの不自然さ：身体に触れることを極端に怯える．ちょっとした注意や指示で緊張する．(3)親の不自然さ：医療受診や精査の拒否．子どもの口腔状態と親の説明の食い違いや不自然な回答．(4)親子間の不自然さ：おどおどして絶えず親の顔色を伺う態度．親がいるときといないときで，子どもの態度が大きく異なる．突き放すような冷たい態度や乱暴な態度など．児童虐待を評価する診断用アセスメントシート[2]も用意されている．

#### 参考文献
1) 織田正昭：高層マンション子育ての危険―都市化社会の母子住環境学．メタモル出版，東京，2006．
2) 一般社団法人日本小児歯科学会：子ども虐待防止対応ガイドライン．一般社団法人日本小児歯科学会ホームページ(2009年6月)．
3) 都築民幸：子ども虐待の早期発見における臨床歯科法医学の果たす役割．子どもの虐待とネグレクト 11：335-340，2009．

# V-2　マウスガードによる口腔への外傷予防

## マウスガードと外傷予防

　小児における外傷の罹患率は，空手スポーツ少年団の調査[1]では全体で71％が何らかの受傷を経験している．また外傷の特徴についてみると，小児は成人と比較して歯槽骨が疎なため破折より動揺や脱落が多い傾向がある．それゆえ小児といえども激しいスポーツ，あるいはコンタクトスポーツを行うジュニア選手にとってはマウスガードの装着は当然のことである．屋外での活発な動きを伴う遊びの際も，小児は転倒しやすく，頭部や顔面から転倒しやすいことを考えると，マウスガードの装着が望ましい（症例1）．たとえば小児用のインラインスケートでは，ヘルメット（スポーツキャップ），リストガード，エルボーパッドおよびニーパッドがスケート本体のほかに付属しているが，マウスガードは付属していないし必要性も謳われていない．一般にはマウスガードへの認識が低いことに起因すると思われる．

＜症例1：4歳女児＞

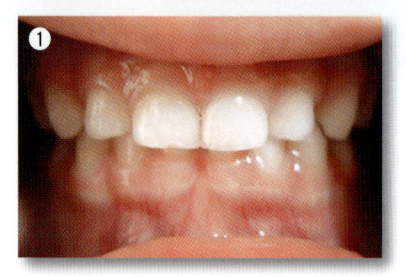

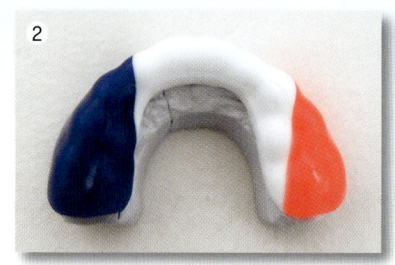

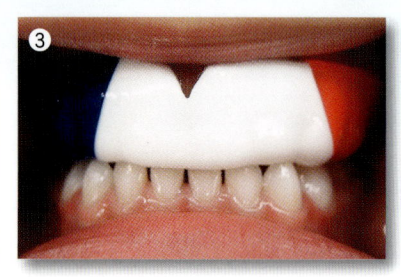

☆前歯前突傾向があるため外傷予防でマウスガードの装着を希望（図①）．マウスガードの色，デザインは子どもに選ばせる（図②）．装着時（図③）．

## 乳歯列期のマウスガードと注意点

　小児におけるマウスガードの使用に際してもっとも考慮しなければならないこと，そして成人との最大の違いは，小児では歯列・咬合に成長発育による変化があることである．すなわち，乳歯列→混合歯列→永久歯列への変化で，またその間，歯は一度に萌出するのではなく，ある時間を経て萌出し，咬合してくるのである．したがって，小児のマウスガードの製作にあたっては，その小児が現在どの段階の歯列・咬合であるのか，今後，いつ頃どのような歯列・咬合の変化が起こってくるかを，以下に示したように予測しておかなければならない[2]．

**（1）第一大臼歯が近づいてきたときの後方歯槽部膨隆と咬合変化**
　5，6歳になると，第一大臼歯萌出のため，第二乳臼歯後方歯槽が膨隆してくる．それと同時に第二乳臼歯は遠心からの第一大臼歯萌出力の影響を受け，しだいに咬合関係も変化してくる．

### （2）永久前歯萌出期と側方成長

生理的歯間空隙と称されるものの中には霊長空隙と発育空隙があるが，永久前歯の萌出が近づいてきたときには顎の側方成長（拡大）がみられ，それに伴って発育空隙が増大する．発育空隙の主な出現部位は上下顎乳切歯間，上顎乳犬歯と第一乳臼歯間，下顎乳犬歯と乳側切歯間であるので，この時期には頻繁なリコールや前歯の生理的移動に多少のゆとりを与える意味で，事前のブロックアウトも必要になる．

## 軟組織への外傷予防とマウスガード

頻度は高くないが，咬傷による舌への外傷あるいは軟組織の外傷を主訴に来院する小児もいる．症例2は左右舌側面部に咬傷を生じた3歳の反対咬合の女児である．咬傷は1歳8か月頃からときどき起こり，ほとんどが就寝中のため号泣により家族は気がつくとのことであった．患児は反対咬合であったが，第二乳臼歯が萌出し，咬合が安定する3歳になるのを待ってソフトレジンによるマウスガードを作製した．マウスガードの装着後は咬傷は出現しなかったが，マウスガードを破損したり，夜間の装着を忘れるとふたたび咬傷が生じた．この傾向は11歳頃まで継続し，マウスガードを数回新製した．

＜症例2：3歳女児＞

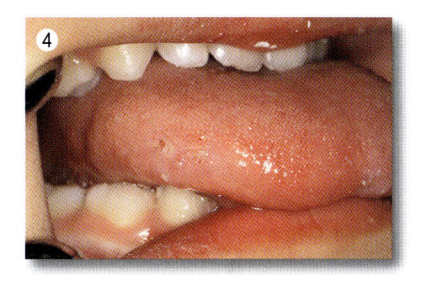

☆左右舌側面部の咬傷（図④，⑤）．乳歯列反対咬合を呈する（図⑥）．ソフトレジンによるマウスガード作製．咬合を挙上してなおかつ舌が側方歯咬合面に突出しないように設計（図⑦）．装着時（図⑧）．

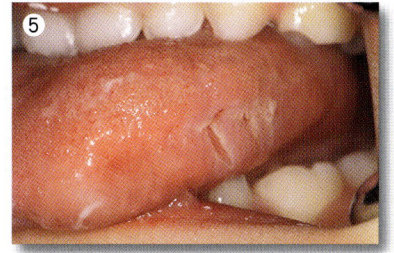

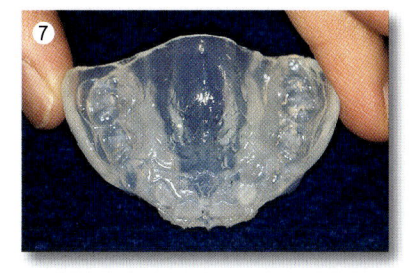

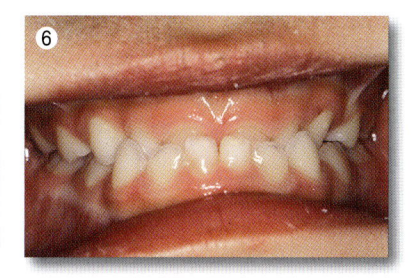

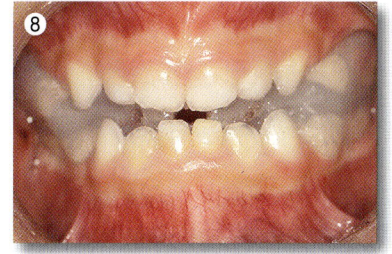

### 参考文献
1）垣原秀年ほか：空手スポーツ少年団における外傷とマウスガードに関する調査．小児歯誌 40：475-484，2006．
2）田村康夫：ジュニアのためのマウスガードの制作方法．日本スポーツ歯科学会 編，スポーツ歯科臨床マニュアル．87-89，2007．

# V-3 乳歯外傷の教育

## 歯科医師に対する教育

　外傷はう蝕，歯列不正に次いで小児歯科臨床で対応しなければならない重要な医療対象であり，乳歯のみならず幼若永久歯の外傷も頻度が高く，歯科医師には的確な対応が求められる．とくに乳歯外傷では受傷した乳歯だけでなく，その歯根に近接している後継永久歯に対する配慮も必要であり，多角的な観点からの対応ができるように，歯学教育の中に組み入れられなければならない．

　近年，医学，歯学の教育においては，「一般目標」と「行動目標」を明確に設定し，その目標のための「方略」を立案，実践し，目標の達成ができたのかを「評価」して，再度目標にフィードバックするという教育システムが広く取り入れられるようになっている．「一般目標」とは教育を受けた後で受講者にどのような変化が期待できるのかを示すものであり，各論として「行動目標」に具体的な内容が明確に設定される．さらに医師，歯科医師への教育は，知識，技能，態度の3つの行動領域を含んだ目標設定が行われるようになってきている．

## 教育目標

　乳歯外傷の一般目標としては「乳歯外傷に対する的確な対応を実施するのに必要な知識，技能，態度を習得する」が考えられ，そのための行動目標としては以下のような事項が挙げられるものと思われる．（　）は3つの行動領域すなわち知識，態度，技能を示す．

### ①患児のバイタルサインから意識を確認できる（技能）
　外傷後の患児のバイタルサインを確認し，意識障害などの有無を調べることが求められる．口腔内診査よりまず全身状態を診察する必要があることを教育する．

### ②全身症状が認められたときに他科との連携ができる（態度）
　痙攣や意識障害が認められたら，すぐに専門科の医師に連絡するなど適切な対処が行える必要があり，緊急事態の場合に，すぐに対応がとれる連携体制作りが求められる．

### ③治療方針を決定するのに必要な診査ができる（知識・技能）
　診査の詳細は診査項目の項に譲るが，治療方針決定に必要な情報を取得できるだけの知識，技能を持つ必要がある．

### ④エックス線撮影を行い，エックス線診断ができる（知識）
　外傷歯の診査には，エックス線検査は必要不可欠であり，骨折や歯根破折時のエックス線写真読影が確実に行えるように，正常な解剖学的形態との比較において教育が行われなければならない．

# V 乳歯外傷の予防

**⑤臨床診断を行い，治療方針を立案できる（知識・態度）**

さまざまな外傷パターンの資料から適切な臨床診断を下し，それに見合った治療方針を立案する訓練が必要であり，そのためには症例検討会が効果的な学習方略である（図①）.

**⑥脱落歯の保存方法を指示できる（態度）**

外傷で脱落した乳歯への対応として，永久歯と同様に再植の可能性も考慮して，的確な指示を出す必要がある．また，乳歯外傷が起こりやすい保育所・幼稚園に脱落した乳歯への対応を常日頃から指導する姿勢も大切である．

**⑦適切な処置法を実施できる（知識・技能）**

処置法の詳細は乳歯外傷の処置法の項に譲るが，短時間で実施できるように訓練をしておく必要がある．その際にシミュレーション実習の利用が効果的である．

**⑧外傷歯の予後と後継永久歯への影響を説明できる（知識）**

保護者に対して，外傷を受けた乳歯の予後と後継永久歯への影響を説明できる知識を身につけておくことが求められる．

**⑨小児と保護者の心理状態に配慮できる（態度）**

乳歯に外傷を受けたことで小児と保護者は今までに経験したことのない精神的ストレスを抱えており，歯科医師はその心理状態に配慮した言動を行うべきである．

**⑩虐待が疑われたときに福祉事務所・児童相談所に相談できる（態度）**

乳歯外傷を受けた小児が訪れたら，口腔内所見だけでなく身体的所見も十分に把握し，虐待が疑われるなら，福祉事務所・児童相談所に相談する姿勢を養う．

乳歯外傷の教育は座学だけで行うには限界があり，学部教育での知識を基礎にして，卒業後の各種の研修で歯科医師自らが研鑽を重ねる必要がある．そのためには外傷歯学会などがイニシアティブを取りながら若手歯科医師に対する教育を積極的に行うことが求められているものと思われる．

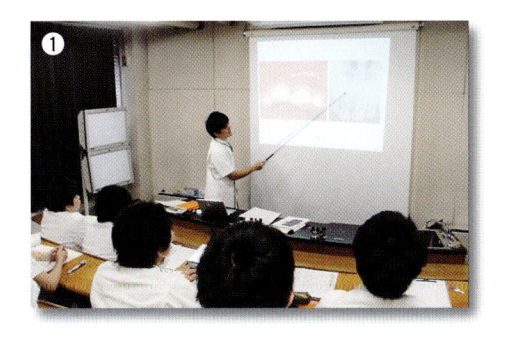

☆症例検討会の様子（図①）.

**参考文献**
1）日本医学教育学会 医学医療教育用語辞典編集委員会 編：医学医療教育用語辞典．照林社，東京，2003.

# VI-1 脳の科学的研究の歴史

## 19世紀から20世紀へ

外傷歯学に関しては口腔医学の立場から神経系に注目する必要があり，交通事故，顎顔面外傷，スポーツ外傷に関する重篤な中枢神経系や転倒，衝撃，転落，軽度の打撲，さらに咬合・咀嚼に関与する咬合性外傷などの末梢神経系の科学的根拠に基づく処置が必要となるため，脳の科学的研究の歴史を簡単に記述する必要がある．

ヒトの脳には神経細胞（ニューロン）が約1000億存在すると報告されているが，まさに19世紀に脳の科学的研究は行われていた．とくに「大脳皮質」が注目されるようになった．

1861年 Paul Broca（外科医，フランス：図①）は大脳皮質には言語機能を支配する場所が存在することを明らかにした．その後，Carl Wernicke（神経学者，ドイツ）は，脳中枢は文字・言語を理解する場所であることを明らかにした．

1873年には Camillo Golgi（神経学者・イタリア：図②）は脳の神経細胞であるニューロンを染色によって光顕レベルで観察することに成功した．Santiago Ramón y Cajal（組織学者，スペイン：図③）はニューロンを詳細にわたって観察した．しかし，Camillo Golgi と Santiago Ramón y Cajal はニューロンを構造上，見解を異にしていた．Golgi の細胞は突起によってつながり，ネットワークを形成する，いわゆる「網状説」を唱え，Cajal は細胞はそれぞれ独立して存在し，直接つながっていない，いわゆる「ニューロン説」を唱えた．1881年には脳の神経細胞体をニューロンと名付けることとなった．2人は脳の神経細胞を染色し構造を観察することに成功した結果，1906年ノーベル医学・生理学賞を受賞した．

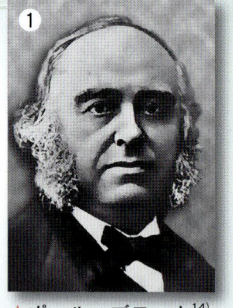

☆ポール・ブローカ[14]

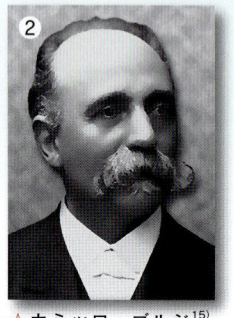

☆カミッロ・ゴルジ[15]

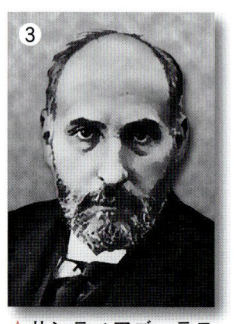

☆サンティアゴ・ラモン・イ・カハール[16]

## 20世紀から21世紀へ

1921年には Otto Loewi（薬理学者，USA）がシナプスで化学物質によって情報を伝達する機構をはじめて解明するに至った．脳中枢から末梢神経への指令や末梢神経から脳中枢へ情報伝達する機構のメカニズムが大切である．

このような神経科学の歴史により中枢神経から指令を出すすべての神経線維は末梢神経（情報・伝達を脳へ送る役目）でシナプスを介してネットワークを形成している．1932年に電子顕微鏡が発明されることにより，Cajal の「ニューロン説」は脳の神経細胞体は「軸索」と「樹状突起」を伸ばし，突起を介して情報の伝達を明らかにした．

電子顕微鏡が開発されて研究の進展に伴い，1950年代は正常な神経線維の微細構造が明らかになった[1-3]．1952年には Wilder Graves Penfield（脳外科医，カナダ）が大脳皮質の運動野を感覚野の地図を作製している．

## VI 乳歯外傷による神経線維の動態

　一方，脳から直接出ている末梢神経は12対存在し，情報・伝達を脳に送っているという事実から，末梢神経に関連した変性・再生神経線維の研究は，1940～1950年代に多くの報告がみられる[4-6]．さらに変性した神経成分の吸収消失の報告がある[7-9]．末梢神経の再生に関しては，Gerrenらの報告がみられ現在に至っている[10-12]．

　神経系の情報伝達[13]として，1971年にE.W.Sutherland(ノーベル医学・生理学賞：米国)は，神経伝達物質の作用が，神経細胞内にcAMPを産生することにより作用機構を明らかにした．

　1992年にE.G.Krebs(ノーベル医学・生理学賞，Washington大学：米国)は，骨格筋のホスホリラーゼキナーゼ，cAMPキナーゼの存在を明らかにした．

　2000年には，Avid Carlsson(ノーベル医学・生理学賞，Gothenburg大学：スウェーデン)によってドパミンの神経伝達物質を同定し，抗精神病薬，抗うつ薬の作用機構を明らかにしている．Paul Greengard(ノーベル医学・生理学賞，Rockefeller大学：米国)は，脳内のcAMPキナーゼの存在が脳の機能に関与する新知見を得ている．さらにEric Kandel(ノーベル医学・生理学賞，Columbia大学，米国)は脳内の記憶形成の分子機構を実証している．

### 参考文献

1 ) Fernentez-Morán H.: Sheath and axon structures in the internode portion of vertebrate myelinated nerve fibers. An Electron microscope study of rat and frog sciatic nerves. Exp Cell Res 1:309,1950.
2 ) Fernandez-Morán H.: The submicroscopic organization of vertebrate nerve fibers. An electron microscope study of myelinated and unmyelinated nerve fibers. Exp Cell Res 3:282,1952.
3 ) Robertson J D.: The ultrastructure of Schmidt-Lanterman clefts and related shearing defects of the myelin sheath. J Biophysic Biochem Cytol 4:39,1958.
4 ) Young J Z.: Structure, degeneration and repair of nerve fibers. Nature 156:132,1945.
5 ) Johnson A C, A R, Mcnabb A R, Rossiter R J.: Chemistry of Wallerian Degeneration. Arch Neurol Psychiatry 64:105,1950.
6 ) Vial J D.: The Early changes in the Axoplasm during Wallerian Degeneration. J Biophysic Biochem Cytol 4:551,1958.
7 ) V. Büngner O.: Ueber die Degenerations und Regenerationsvorgänge am Nerven nach Verletzugen. Zeiglers Beiter Bd 10,1891.
8 ) Raymon Y and Cajal S.: Degeneration and Regeneration of the Nervous System. I, London,1928.
9 ) 松下正義：末梢神経の切断による神経線維の変性および再生に関する病理組織学的並に電子顕微鏡的研究．岡山医会誌 71：8253－8270，1959．
10) Gerren B B.: The formation from the Schwann cell surface of myelin in the peripheral nerves of chick embryos. Exp Cell Res 7:558,1954.
11) Gerren B U, Nogueira-Graf G.: Electron microscope studies of the formation of nodes of Ranvier in mouse sciatic nerves. J Biophysic Biochem Cytol 3:589,1957.
12) Terry RD. & Harkin J C.: Regenerating perpheral nerve sheath following Wallerian degeneration. Exp cell Res 13:193,1957.
13) 宮本英七：神経系の情報伝達．蛋白質　核酸　酵素 46：4－177, 2001．
14) http://ihm.nlm.nih.gov/images/B03579
15) http://www.nobelprize.org/nobel_prizes/medicine/laureates/1906/
16) http://www.nobelprize.org/nobel_prizes/medicine/laureates/1906/cajal-photo.html

# VI-2　乳歯窩洞形成後の歯髄内神経線維の消長

## ● 乳歯歯冠部象牙質の露髄を伴わない実質欠損[1]

### （1）ヒト健全乳前歯の神経分布
＜正常な乳歯の歯髄内神経線維の分布状態＞

　乳前歯の歯髄内に分布する神経線維は，根尖孔直下の歯根膜内においていったん神経叢を形成し，それより出た神経線維は大きな神経線維束として根尖孔を経て根管歯髄を上昇し，大部分は束状をなしてそのまま血管に随伴して根管内歯髄の中央部を直接的に走行し，歯冠部歯髄に上行している．根管歯髄中央部においては太い神経線維束は歯軸と平行に血管に沿って進み，神経束は根管を上行し（図①），歯頸部近くに達すると神経線維は血管の分岐に沿って小神経束が豊富となり，また血管に随伴することなく独自に歯冠部に向かって走行する単一神経線維がみられるようになる（図②）．歯冠部全体においては，血管の分岐に沿って数条の神経線維も多くみられるが，血管から離れて独自に走行する微小神経束や単一神経線維が多く，とくに象牙芽細胞層直下の細胞稠密層がよく発達している領域に神経線維はその数を増し複雑な Raschkow 神経叢を形成し，髄角部では神経線維の終末も多くみられ，分岐性や非分岐性の遊離性終末として終わるものが多い（図③）．

### （2）窩洞形成後1日
　窩底直下ならびに窩壁より象牙細管に沿った幼若象牙質は一部幅を狭くしている所がみられるが，下方に行くに従って均等な幅を保っている．幼若象牙質に接する象牙芽細胞は窩壁より象牙細管に沿った所まで消失している．象牙芽細胞層直下の細胞希薄層と細胞稠密層は境界が不明瞭となっている．象牙芽細胞層を含む細胞稠密層付近の組織には，限局した多形核白血球の浸潤が著明であり，窩底直下あるいは窩壁に相当する部の象牙芽細胞に沿ってエオジンに淡染された幼若象牙質ならびに象牙細管内には窩洞形成時の機械的侵襲によると思われる，いわゆる桿状体が多数認められる（図④）．窩底直下では神経線維はほとんど消失しているが断裂，顆粒状崩壊を示す変性した神経線維が認められる（図⑤）．

### （3）窩洞形成後3日
　窩壁相当部から下方に行くに従って幼若象牙質に伴って象牙芽細胞も整然と配列し，細胞希薄層，細胞稠密層も明瞭に区別されて，固有歯髄も正常像を保っている（図⑥）．窩壁相当部の象牙芽細胞の配列がみられる細胞稠密層付近，内部歯髄から炎症所見がみられる部に向かって細い神経線維，いわゆる再生神経線維の出現が著明にみられるようになる（図⑦）．

### （4）窩洞形成後14日
　窩底直下には幅広いエオジンに淡染した幼若象牙質の基質形成が進行中である．基質中には一部濃縮して核が圧平された細胞が封入された所も散見されるが，基質に接して類円形，多角形の細胞や丈の高い細胞がみられ，中に比較的大型の細胞が

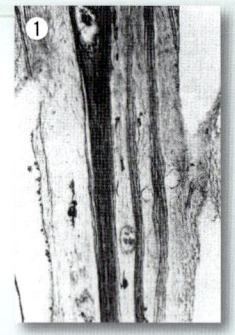

☆根管中央部を上行する神経束（神経染色×100）．

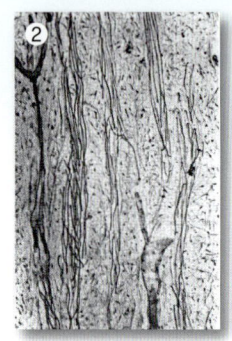

☆歯頸部付近の分岐傾向を示す神経線維（神経染色×100）．

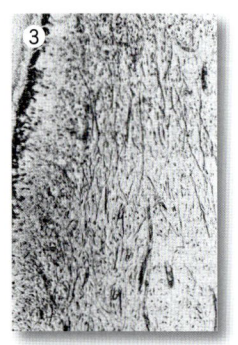

☆歯冠部に分布するRaschkow 神経叢（神経染色×100）．

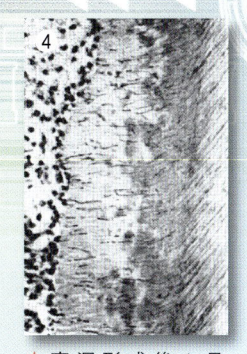

## VI 乳歯外傷による神経線維の動態

☆窩洞形成後1日（H.E.染色×200）．
☆窩洞形成後1日（神経染色×400）． 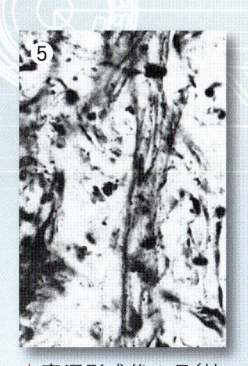
☆窩洞形成後3日（H.E.染色×50）． 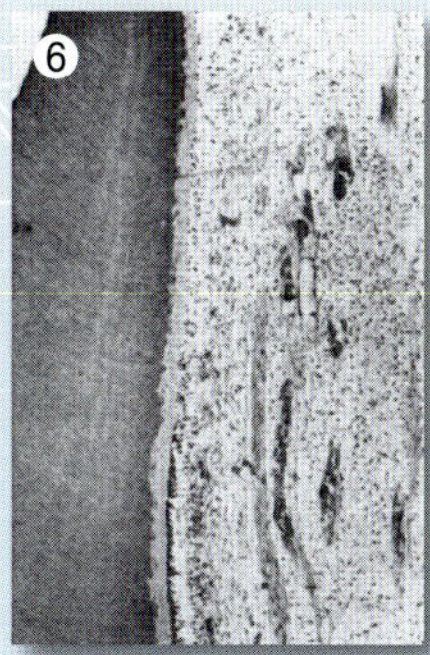
☆窩洞形成後3日（神経染色×200）． 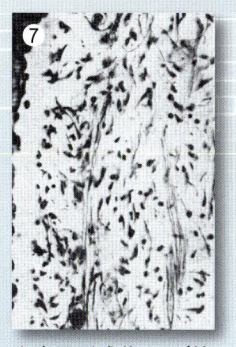
☆窩洞形成後14日（H.E.染色×100）． 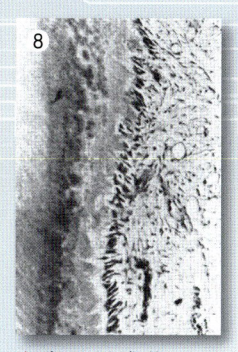

配列を始めており，これは象牙芽細胞様細胞の形態を呈しながら象牙芽細胞に分化し象牙質の形成にあずかることを示唆している（図⑧）．窩底直下ならびに窩壁相当部の神経線維の走行は一般に中神経束，単一神経線維あるいは細い神経線維など単調な走行を示し豊富になりつつある（図⑨）．

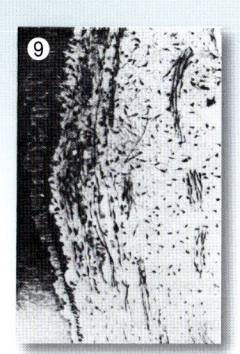

### （5）窩洞形成後35日

原生象牙質と修復象牙質の移行部では，ほぼ正常に象牙芽細胞が円柱形をなして配列しているが，中央部では一部短円柱形や圧平された細胞も散見される．修復象牙質には比較的大型の細胞が認められる．修復象牙質に伴う幼若象牙質内には神経線維は存在していない．修復象牙質直下からやや離れた周囲の歯髄内には神経束が目立ち，神経束から分岐した小径の神経線維の分岐傾向が強くなり，数条の神経線維は複雑な形で散在し，交錯，吻合しながら細胞稠密層付近で緻密となっている（図⑩）．

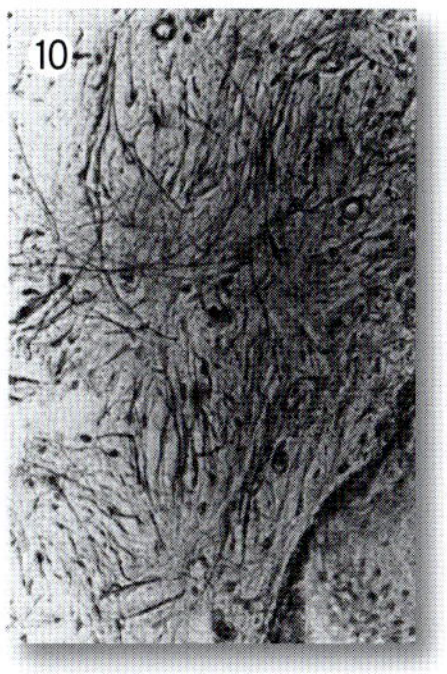

☆窩洞形成後14日（神経染色×100）．

### ＜臨床のポイント＞

①乳歯窩洞形成時に機械的侵襲を加えると，象牙細管を通した急性一過性の刺激があると考えてよい．
②歯冠部象牙質に刺激を与えると歯の痛み，いわゆる痛覚を訴える．口腔顎顔面は三叉神経節の神経支配は末梢神経で，歯髄内神経線維では臨床的には有髄神経線維（Aδ線維）は鋭痛を歯髄表層部で感じ，無髄神経線維（C線維）は固有歯髄の深部で鈍痛を訴える．とくに髄角部には緻密な神経叢がみられる．

☆窩洞形成後35日（神経染色×200）．

### 参考文献

1）古野忠敬：乳歯窩洞形成後の歯髄組織の変化に関する神経組織学的研究．九州歯会誌 38：215-240，1984．

# VI-3　乳歯歯冠部象牙質の露髄を伴う実質欠損

## ● 乳歯歯髄切断後の神経線維の動態[1]

　歯冠部象牙質の機械的侵襲により露髄を伴った場合，生活歯髄断髄法が創傷治癒に良い結果をもたらす．ここでは乳歯の生活歯髄断髄法について神経組織学的に記述する．

### （1）生活歯髄断髄後3日

　壊死層直下は，軽度の炎症性変化と細胞の核の萎縮を認めるほかは根尖に至るまで何ら著変はみられない．壊死層直下付近の部を電顕で観察すると，血管内皮細胞に近接して多数の未分化間葉細胞が認められる．これらは基底板の外部に存在し，小器官は少なく，比較的大きな核を有している（図①）．また，図②に示しているように光顕的レベルでみられる炎症性細胞浸潤の部には円形の大きな核を有するリンパ球が認められる．細胞質には遊離リボゾームおよび数個の大型のミトコンドリアが認められ，その周囲は無構造を呈している．

　壊死層直下の炎症性変化や歯髄細胞の核萎縮がみられる部においては，神経線維束は膨化，肥厚，屈曲，断裂，顆粒状化した変性神経線維束がみられた（図③，④）．

　無髄神経線維の変性はほとんど変化はみられないものの，髄鞘のミエリン部の破壊が著明である．また軸索の萎縮が著明で微小管は減少しているのが明らかである（図⑤）．

### （2）生活歯髄断髄後14日

　歯髄切断面には幅広い象牙質柵形成初期所見がみられる．切断面の辺縁部においては一部柵最内方にはエオジンに淡染した幼若象牙質の形成が認められる．

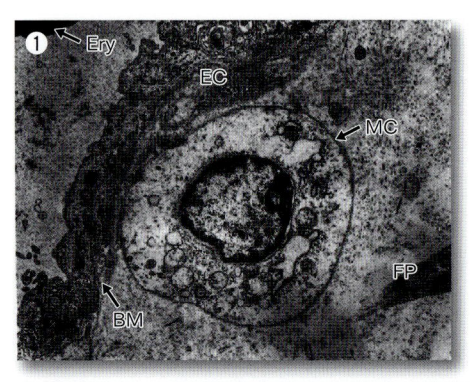

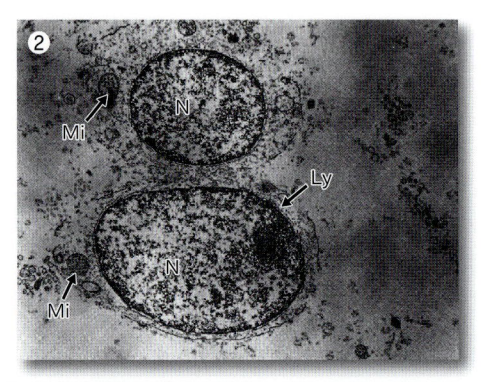

☆術後3日．切断面直下の血管内皮細胞と未分化間葉細胞（図①）．×5,000．Ery：赤血球．EC：血管内皮細胞．MC：未分化間葉細胞．BM：基底膜．FP：線維芽細胞突起．

☆術後3日．切断面直下のリンパ球（図②）．Mi：ミトコンドリア．Ly：リンパ球．N：核．

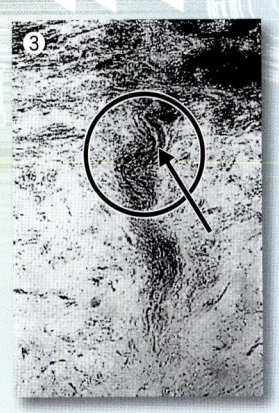

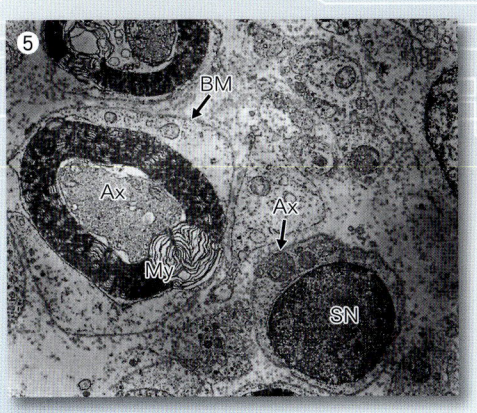

# VI 乳歯外傷による神経線維の動態

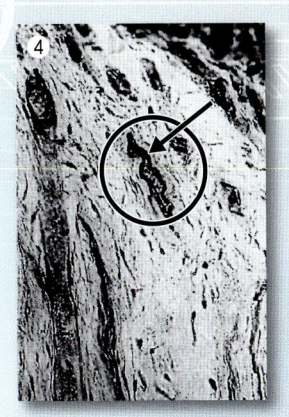

☆術後3日．壊死層直下の歯髄内の変性神経線維(図③)．矢印：神経染色．×200．

☆術後3日．切断面直下の膨化した変性神経線維(図④)．矢印：神経染色．×200．

☆術後3日．有髄神経線維の髄鞘ミエリン部の破壊(図⑤)．×6,600．My：ミエリン鞘．BM：基底膜．Ax：軸索．SN：Schwann細胞核．

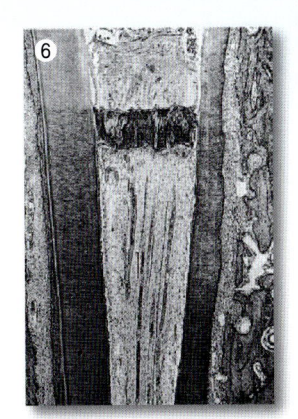

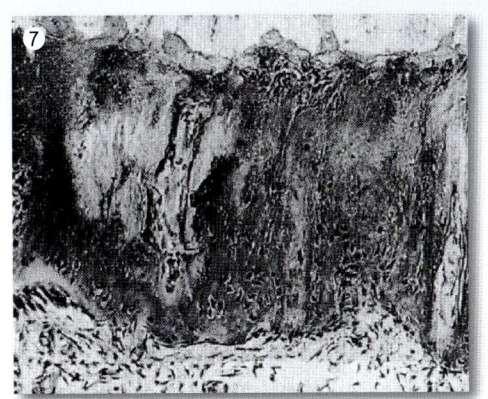

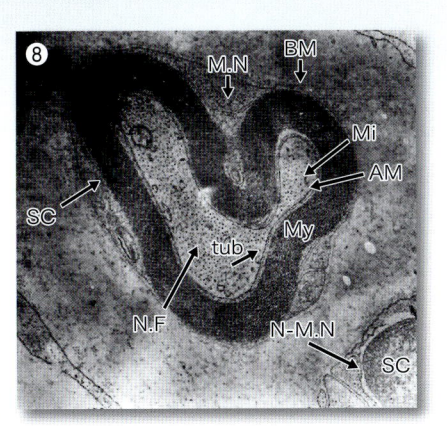

☆術後14日．歯髄切断面の象牙質柵初期像(図⑥)．HE染色．×20．

☆図⑥の一部拡大像(図⑦)．HE染色．×100．

☆術後14日．健全な有髄神経線維と無髄神経線維(図⑧)．×6,600．M.N：有髄神経．SC：Schwann細胞．N.F：神経細線維．Tub：微小管．N-M.N：無髄神経．AM：軸索膜．BM：基底膜．My：ミエリン鞘．Mi：ミトコンドリア．

　柵全体にわたって緻密な所と粗な所がみられる．柵形成部にみられる細胞はほとんどが大型の類円形を呈した細胞が主体となっているが圧平された細胞も散見される．辺縁部においてはすでに大型の類円形細胞から分化した象牙芽細胞様細胞として歯根の象牙芽細胞と連続するようになる．歯髄は全体にわたって何ら著変はみられない(図⑥，⑦)．

　電顕で観察しても明らかなように，図⑧に示すとおり，健全な髄鞘をもった有髄神経線維と，Schwann細胞の核がみられる髄鞘をもたない軸索のみを有する無髄神経線維が認められる．⇒次頁へつづく

# VI-3 乳歯歯冠部象牙質の露髄を伴う実質欠損（つづき）

## （3）生活歯髄断髄後35日

　石灰化組織の形成部に比べ象牙質柵形成初期段階に至ると，歯髄より柵内に進入する神経線維は非常に少なくなり，わずかな変性神経線維が散見されるにすぎない．

　健全な姿を呈し，歯髄中央部を歯軸に平行にまっすぐ上行しているのがみられ，象牙質柵直下の歯髄内は微細な神経線維の分枝がみられるようになる（図⑨）．

　根管中間位付近の歯髄内の神経線維を電顕で観察すると，図⑩に示すように変性神経線維はまったくみることはなく，内側に軸索をもち電子密度の高い細い有髄神経が認められる．有髄神経のミエリン鞘はSchwann細胞の細胞膜の分化したものである．その周囲には髄鞘をもたない無髄神経も認められる．神経線維の間には多数の密なコラーゲン線維がみられる．

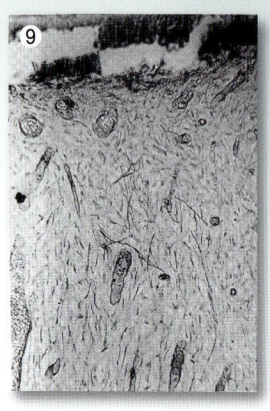

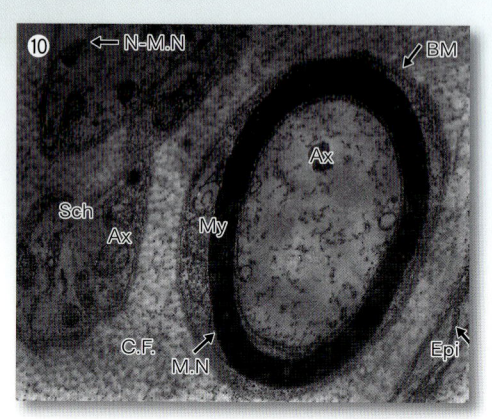

☆術後35日．柵直下歯髄内の微細な神経線維の分枝（図⑨）．神経染色．×100．

☆術後35日．根管歯髄内の有髄神経線維（図⑩）．×2,000．Sch：シュワン鞘．Ax：軸索．N-M.N：無髄神経．M.N：有髄神経．C.F.：コラーゲン原線維．My：ミエリン鞘．Epi：神経周膜．BM：基底膜．

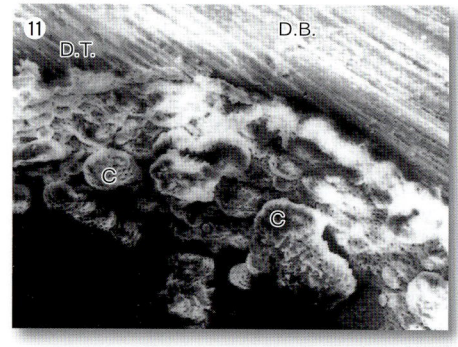

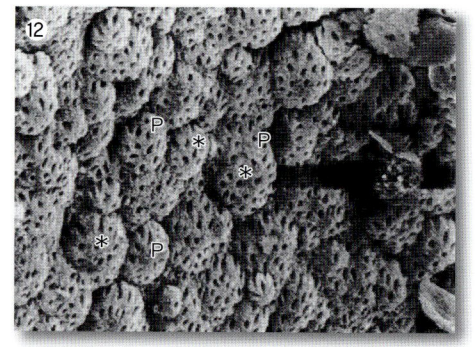

☆術後4か月．Pulpal side of dentin barrier（図⑪）．C：Calcospherite．D.B.：Dentin barrier．D.T.：Dentin Tubules．×300．

☆術後4か月（図⑫）．＊：Openings of dentinal tubules．P：Peritubular dentin．×700．

## VI 乳歯外傷による神経線維の動態

### ＜走査電顕学的所見＞

走査電顕学的には Dentin Barrier を象牙質・歯髄を含めて横断面，歯髄面から検索すると象牙細管構造並に細管開口部は明らかに認められる（図⑪，⑫）．

さらに象牙細管内の神経線維の進入経路については，歯髄の結合組織内では神経線維の終末部は自由終末として終わっているが，歯髄の治癒過程とともに象牙細管内の進入をみると，象牙芽細胞層，細胞希薄層，細胞稠密層周辺では健全な神経叢は密な分布状態を示すが，象牙前質から象牙細管に至ると神経線維は変性に陥ることが多い．

### ＜臨床のポイント＞

・Dentin Barrier（Dentin Bridge）の形成機序[2]

歯髄切断創面に形成される Dentin Barrier について病理組織学的には，1：歯髄切断創面→2：凝固壊死層→3：燐酸カルシウム塊→4：Von Ko'ssa 陽性反応層（燐酸カルシウム層）→5：象牙質柵初期（コラーゲン線維層）→6：象牙質柵形成 Dentin Barrier（コラーゲン線維性基質）→7：健康歯髄を模式図で示す（図⑬）．

末梢神経は再生するというものの，情報を伝達するためには乳幼児期→学童期→思春期→成人（壮年期）→高齢期に至る過程において，大脳皮質がつくるシナプス回路は口腔機能による運動と手足の運動による活動電位が作用機序に関与していることは解明されていない点が多い．日常の歯科臨床家にとって末梢神経の臨床的意義は大きい．

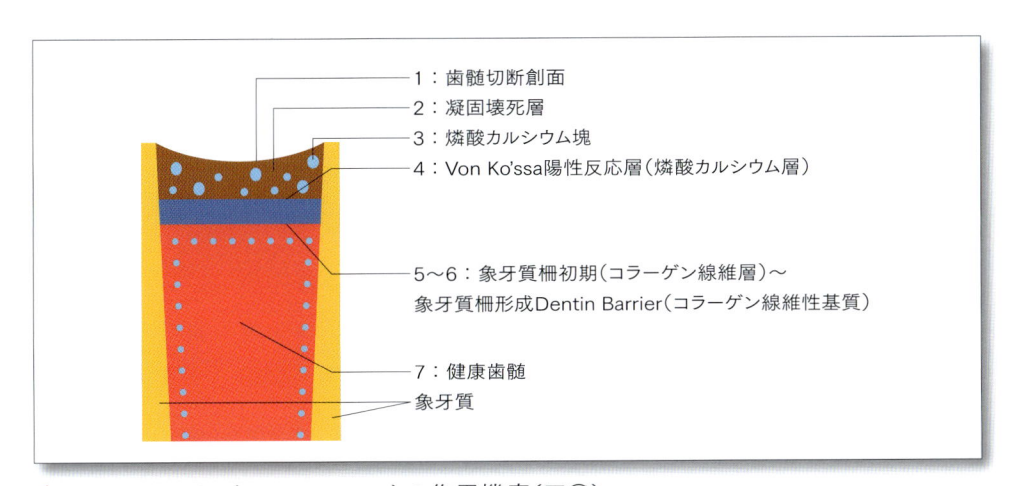

☆ Dentin Barrier（Dentin Bridge）の作用機序（図⑬）．

#### 参考文献

1）許　淵仁：FCを応用した乳歯歯髄切断後の神経線維の動態に関する実験的研究．九州歯会誌 41：1219-1237，1987．
2）木村光孝，高橋成久，西田郁子ほか：Dentin Barrier の形成機序に関する電子顕微鏡的検索―とくに根未完成永久歯について―．九州歯会誌 43：611-631，1989．

# INDEX

## ア
| | |
|---|---|
| アペキシフィケーション | 65 |
| アンキローシス | 28, 95, 98, 104 |
| 亜脱臼 | 14, 52, 54 |

## イ
| | |
|---|---|
| EPT | 13, 14 |
| インジケータ | 25 |

## エ
| | |
|---|---|
| MR 検査 | 27 |
| エックス線検査 | 13, 22 |
| エナメル質形成不全 | 94 |
| 炎症性吸収（歯根の） | 86, 99 |
| 炎症性細胞浸潤 | 101 |

## オ
| | |
|---|---|
| オキシタラン線維 | 105 |
| 温度診 | 13 |

## カ
| | |
|---|---|
| 下顎骨骨折 | 72 |
| 化膿性炎 | 100 |
| 可撤保隙装置 | 47, 64 |
| 外傷歯 | |
| ──好発年齢 | 6, 8 |
| ──好発部位 | 6, 8 |
| ──受傷原因 | 10 |
| ──受傷時刻 | 8 |
| ──受傷場所 | 8 |
| ──受傷様式 | 6, 8 |
| ──男女差 | 6, 8 |
| ──年次的推移 | 6 |
| ──予防策 | 10, 106 |
| 外傷性刺青 | 18 |
| 外部吸収（歯根の） | 86, 87 |
| 顎骨骨折 | 72 |
| 完全脱臼 | 64, 68 |
| 陥入 | 21, 60 |
| 感染予防 | 19 |

## キ
| | |
|---|---|
| 亀裂 | 38 |
| 虐待 | 31, 107 |
| 吸引型マウスガード | 58 |
| 近遠心転位 | 56 |

## ク
| | |
|---|---|
| クラウンフォーム | 41 |

## コ
| | |
|---|---|
| 固定法 | 74 |
| 誤嚥・誤飲 | 16 |
| 糊剤根管充填 | 14 |
| 口内法エックス線検査 | 24 |
| 合着用セメント | 42 |
| 咬合法エックス線検査 | 25 |
| 咬傷 | 80, 109 |
| 後継永久歯 | 87 |
| ──への影響 | 90, 94, 104 |
| 梗塞 | 101 |
| 骨芽細胞 | 105 |
| 骨性癒着 | 95 |

## サ
| | |
|---|---|
| 挫傷 | 35 |
| 挫滅壊死組織除去 | 37 |
| 再植 | 64 |
| 擦過傷 | 35 |
| 暫間固定 | 58 |

## シ
| | |
|---|---|
| CT 検査 | 23, 26 |
| シーネ | 70 |
| シャーピー線維 | 105 |
| 止血 | 16, 36 |
| 児童虐待 | 31, 107 |
| 視診 | 12 |
| 歯科用コーンビーム CT 検査 | 26 |
| 歯冠・歯根破折 | 46, 48 |
| 歯冠破折 | 38, 40 |
| ──の接着材料 | 42 |
| 歯冠変色 | 59, 84 |
| 歯根吸収 | 86 |
| 歯根形成誘導法 | 65 |
| 歯根の外部吸収 | 86, 87 |
| 歯根の狭窄 | 99 |
| 歯根の内部吸収 | 51 |
| 歯根破折 | 46 |
| 歯髄壊死 | 100 |
| 歯髄生活反応 | 13 |
| 歯槽骨骨折 | 68, 70 |
| 歯肉退縮 | 88 |
| 歯肉膿瘍 | 33 |
| 歯肉の擦過傷 | 81 |
| 湿性壊疽 | 101 |
| 上唇小帯の裂傷 | 78 |
| 小児義歯 | 47 |
| 触診 | 13 |
| 唇側転位 | 56 |
| 震盪 | 52 |
| 滲出性炎 | 100 |

## ス
| | |
|---|---|
| 3DCT 像 | 73 |
| スクリュー固定 | 72 |

# 索引

## セ
| | |
|---|---|
| セメント芽細胞 | 105 |
| 生理食塩水 | 28 |
| 生理的歯根吸収 | 14, 87 |
| 生理的動揺 | 13 |
| 整復・固定 | 17, 63 |
| 舌側転位 | 56 |
| 舌の裂傷 | 79 |
| 線維芽細胞 | 105 |
| 線副子 | 70, 72 |

## ソ
| | |
|---|---|
| 象牙芽細胞 | 105 |
| 増殖性炎 | 100 |
| 臓器保存液 | 29 |
| 側方脱臼 | 56 |

## タ
| | |
|---|---|
| ダイレクトボンディング法 | 14 |
| ダウン症候群 | 55 |
| 打診 | 13 |
| 脱落歯の保存液 | 17, 28 |

## チ
| | |
|---|---|
| 知覚過敏抑制剤 | 39 |
| 置換性内部吸収 | 98 |

## ツ
| | |
|---|---|
| ツイストワイヤー | 53 |

## テ
| | |
|---|---|
| Dentin Barrier(Dentin Bridge) | 119 |
| デブリードマン | 37 |
| 挺出 | 62 |
| 転位 | 21 |

## ト
| | |
|---|---|
| トンネル状吸収 | 98 |
| 徒手整復 | 70 |

## ナ
| | |
|---|---|
| 内部吸収(歯根の) | 51, 87, 98 |
| 軟組織損傷 | 34 |
| ——の処置 | 78 |
| ——の予後 | 83 |

## ニ
| | |
|---|---|
| 乳歯の再植 | 65 |

## ネ
| | |
|---|---|
| ネグレクト | 31 |
| 粘液囊胞 | 83 |

## ハ
| | |
|---|---|
| Battle's sign | 16 |
| パノラマエックス線検査 | 26 |
| 歯の整復法 | 17 |
| 歯の動揺度 | 13 |
| 歯の保存液 | 17, 28 |
| 白斑 | 53 |

## ヒ
| | |
|---|---|
| 光重合型動揺歯固定接着材 | 76 |
| 表面吸収(歯根の) | 86 |
| 病的動揺 | 13 |

## フ
| | |
|---|---|
| Black eye | 16 |
| プレート固定 | 72 |
| フロアブルレジン | 53 |
| 不完全破折 | 38 |

## ヘ
| | |
|---|---|
| ヘルトヴッヒ(Hertwig)の上皮鞘 | 95, 97, 104 |
| 変質性炎 | 100 |
| 変色歯 | 85 |

## ホ
| | |
|---|---|
| ホームケア | 19 |
| ボールクラスプ | 64 |
| 保隙 | 64 |
| 保護者への説明 | 32 |
| 萌出障害 | 94 |
| 萌出遅延 | 33 |
| 縫合 | 37, 82 |

## マ
| | |
|---|---|
| マウスガード | 58, 108 |
| マラッセの上皮遺残 | 105 |
| 麻酔 | 36 |

## ミ
| | |
|---|---|
| ミエリン鞘 | 118 |

## モ
| | |
|---|---|
| 問診 | 12 |

## ラ
| | |
|---|---|
| Raschkow 神経叢 | 114 |

## レ
| | |
|---|---|
| 冷湿布 | 18 |
| 裂傷 | 34, 82 |

## ロ
| | |
|---|---|
| 露髄 | 17, 40, 100, 116 |

【監修者略歴】

木村　光孝（Mitsutaka Kimura）
1966年　九州歯科大学卒業
1979年　九州歯科大学教授
1981年　米国カリフォルニア大学（UCSF）客員教授
1993年　九州歯科大学大学院歯学研究科長
1995年　九州歯科大学附属病院薬事委員会委員長
1996年　北京大学口腔医学院客員教授
2001年　インドネシア大学 guiding 教授
2005年　九州歯科大学名誉教授
（第18期）日本小児歯科学会会長
（現）日本外傷歯学会会長

【編者略歴】

髙木　裕三（Yuzo Takagi）
1972年　新潟大学歯学部卒業
1997年　東京医科歯科大学歯学部教授
2012年　東京医科歯科大学名誉教授

前田　隆秀（Takahide Maeda）
1973年　日本大学歯学部卒業
1995年　日本大学松戸歯学部教授

田村　康夫（Yasuo Tamura）
1977年　岐阜歯科大学（現・朝日大学歯学部）卒業
1998年　朝日大学歯学部教授

香西　克之（Katsuyuki Kouzai）
1981年　広島大学歯学部卒業
2001年　広島大学歯学部教授

QUINTESSENCE PUBLISHING
日本

乳歯列期における外傷歯の診断と治療　第2版
――――――――――――――――――――――――――――
2005年5月10日　第1版第1刷発行
2013年9月10日　第2版第1刷発行
2022年1月31日　第2版第2刷発行

監 修 者　木村光孝

編　 者　髙木裕三 / 前田隆秀 / 田村康夫 / 香西克之

発 行 人　北峯康充

発 行 所　クインテッセンス出版株式会社
　　　　　東京都文京区本郷3丁目2番6号　〒113-0033
　　　　　クイントハウスビル　電話(03)5842-2270(代表)
　　　　　　　　　　　　　　　　(03)5842-2272(営業部)
　　　　　　　　　　　　　　　　(03)5842-2279(編集部)
　　　　　　　　web page address　https://www.quint-j.co.jp

印刷・製本　サン美術印刷株式会社

Ⓒ2013　クインテッセンス出版株式会社　　　　　禁無断転載・複写
Printed in Japan　　　　　　　　　　　　落丁本・乱丁本はお取り替えします
ISBN978-4-7812-0332-4　C3047　　　　　　定価はカバーに表示してあります